Clinical approach to sports injury of
oriental medicine -Volley Ball-

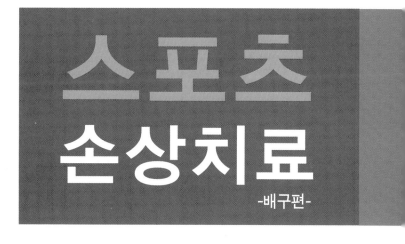

스포츠
손상치료
-배구편-

대한스포츠한의학회

군자출판사

스포츠 손상치료 -배구편-
Clinical approach to sports injury of oriental medicine -Volley Ball-

첫째판 1쇄 인쇄 | 2009년 4월 5일
첫째판 1쇄 발행 | 2009년 4월 10일

지 은 이   대한스포츠한의학회
발 행 인   장주연
표지디자인   이지선
편집디자인   이지선
편   집   최진하
발 행 처   군자출판사
등   록   제 4-139호(1991. 6. 24)

본   사   (110-717) 서울특별시 종로구 인의동 112-1 동원회관 BD 3층
            Tel. (02) 762-9194/5   Fax. (02) 764-0209
대 구 지 점   Tel. (053) 428-2748   Fax. (053) 428-2749
광 주 지 점   Tel. (062) 228-0252   Fax. (062) 228-0251
부 산 지 점   Tel. (051) 893-8989   Fax. (051) 893-8986

ISBN 978-89-6278-113-7
정가 18,000원

인사말

대한스포츠한의학회가 결성되어 흘러온 세월이 어언 23년이 되었습니다.

스포츠 체육에 한의학이 조금이라도 기여할 수 있는 방법을 모색하고자 5.6명으로 구성된 스터디 그룹에서 걸음마를 시작한 스포츠 한의학회가 이젠 어엿한 청년으로 성장해 있습니다. 학회 회원들의 구성 또한 한방병원 수련의부터 지역의 건강을 책임지는 한의사, 한방병원 및 대학교수에 이르기까지 이젠 다양한 분야에서 소신껏 역량을 다하고 있습니다.

현재 스포츠 한의학회는 팀닥터 프로그램이라는 1년의 교육과정을 통해 운동 생리와 역학 및 근 골격계에 관해 심화 학습하는 교육과정을 진행하고 있으며 이러한 교육과정을 거쳐 스포츠 종목 중 축구, 농구, 배구, 태권도, 아이스하키, 배드민턴... 등 여러 종목에서 학회 회원들이 팀닥터로 활동하고 있습니다. 또한 여러 차례 학술심포지엄을 통해 체육계와의 교감을 나누었고 여러 국제대회 및 국가 간 대회에 의무지원을 하였습니다.

이러한 활동에도 항시 부족함을 보충할 방법을 모색하던 중 스포츠 손상에 상당히 효율적으로 대체할 수 있으며 효능 또한 탁월한 한의학의 치료 방법을 보다 가까이 나누며 조금 더 체육계와의 친밀감을 도모하기 위해 종목별 의학 매뉴얼 책자를 발간하고자 뜻을 모아 2008년 본회의 학술위에서 1년간의 준비 끝에 책을 발간하게 되었습니다. 이 책은 배구 종목에 대해 근육과 관전이 음지임을 통한 의학적 이해를 도모할 뿐만 아니라 운동 시 부상에 대한 예방 및 처치에 대해 보다 전문적인 지식을 다루어 배구 종목에 있어 귀중한 자산이 될 수 있도록 노력한 스포츠한의학회 첫 작품입니다. 스포츠를 사랑하시는 모든 한의사 선후배님, 배구 관계자 분들에게 누가 되지 않았으면 하고 바랄 뿐이며 교육과 진료에 조금이라도 도움이 되기를 바랍니다.

이 책을 발간하기까지 격려와 용기를 주신 스포츠한의학회 명예회장님들에게 감사드리고 또한 대한배구협회와 프로배구연맹(KOVO) 그리고 각 프로구단에 감사드립니다. 특히 이 책의 발간 마지막까지 시간과 노고를 아끼지 않으신 이현삼 학술이사에게 감사드립니다.

대한스포츠한의학회 회장
이 환 성

머리말

스포츠 활동은 신체의 특정부위를 반복적으로 사용하기 때문에 신체를 잘 단련한 운동선수도 종목에 따라 부상을 많이 당하게 됩니다. 최근 생활 스포츠가 확대되면서 운동 시 발생하는 부상도 증가하고 있습니다. 일반인의 경우도 마찬가지지만 특히 운동선수의 상해는 신속한 대처를 통해 회복기간을 최소화해야 합니다. 임상에서 한의학적 치료는 비교적 비침습적이고 신속한 대처가 가능하여 손상을 최소화하고 회복기간을 단축할 수 있다는 장점과 경기현장에서부터 치료가 가능한 장점이 있습니다. 운동선수는 항상 부상에 노출되어 있기 때문에 한의학의 예방의학적 효과는 스포츠 상해에도 적용될 수 있을 것입니다.

이 책에서 다루고 있는 배구종목은 남녀노소 모두 부담 없이 즐길 수 있는 구기종목중 하나로 다른 구기종목과 달리 신체접촉이 많지 않기 때문에 비교적 부상이 적은 편입니다. 그러나 반복적인 동작이 많기 때문에 부상부위의 상해정도는 큰 편입니다.

이 책의 구성은 1장에서는 배구의 전반적인 내용을 소개하고 일반적인 구급처치에 대한 내용을 숙지할 수 있도록 하였습니다. 각론에서는 배구에서 흔히 부상당하는 부위인 무릎, 발목, 어깨, 손부위를 각론으로 다루어 해부학적 구조 및 상해의 감별을 기술하였습니다. 6장에서는 각 부위에 대한 테이핑요법을 사진과 함께 쉽게 익힐 수 있게 하였으며, 7장에서는 한의학적 치료를 각 부위별로 나누어 자세히 기술하였습니다. 끝으로 부록에서는 팀 닥터로 필요한 배구경기의 규칙과 배구용어를 간략히 소개하였습니다.

이 책에 스포츠상해에 대한 방대한 내용을 모두 소개하지는 못하였지만, 배구 팀닥터에 필요한 기본지식은 소개하였습니다. 이 책을 통해 스포츠 상해가 발생하였을 때 그 상해의 원인과 증상을 정확히 파악하여 적절한 처치를 할 수 있는 능력을 배양하기를 기대하며, 이 책이 나오기까지 지원을 아끼지 않은 스포츠한의학회와 학술부의 노고에 감사드리며 바쁜 학업중에도 일러스트작업을 도와준 이승민 양과 인체모형을 협찬하여주신 일진과학 김원준 대표님에게도 감사드립니다. 끝으로 집필에 참여해주신 하상철 원장님, 김학조 원장님 이준환 교수님께 감사드립니다.

2008년 12월
스포츠한의학회 학술이사
이 현 삼

추천서

1980년대 대학교정에는 끊임없이 터지는 최루탄 가스와 민주주의를 찾으려는 구호가 어우러지던 시절이었습니다. 다른 과(科) 친구들과 함께 서울의 봄에 참여하지 못하고 친구들이 독재타도와 민주주의 수호를 외칠 때 공부라는 방어벽 아래 그들과 동지의식을 나누지 못한 것이 못내 짐이 되어 살아왔었습니다. 그러던 중 현재 대한 배구협회 의무분과 위원장으로 계신 장병수 선배님께서 추천해 주셔서 국가를 위해 봉사할 기회를 부여 받았습니다. 이렇게 시작된 선수들과의 만남이 배구나 아이스하키 국가대표선수들과 동고동락을 한 지 벌써 10년의 세월이 되갑니다.

승부의 세계는 냉정합니다. 1인자-우승-가 아니면 기억되지 않는다는 어느 광고의 카피처럼 경기는 우승이라는 목표를 향해 선수들 각자가 갖고 있는 기량의 최고치를 쏟아 부으면서 전진을 하는 것이 스포츠입니다. 그 가운데서 발생하는 뜻하지 않은 부상과 상해로 승리에 참여하지 못하고 동료 선수들의 우승을 먼발치에서 지켜보면서 우승의 주역이 되질 못하고 좌절의 아픔과 고뇌의 속에서 울음을 삼키는 선수들을 종종 보았습니다. 때로는 선수의 장기적인 생명을 위해 경기에 임하지 않는 것이 좋을 정도의 부상에도 불구하고 아픔을 참아가며 경기를 치르는 선수들의 투혼을 보면 그들의 숭고한 스포츠 정신에 고개를 숙이게 됩니다.

북부 유럽의 조그마한 나라에서부터 사막의 중동 국가나 무더운 동남아시아 국가들에서 열리는 아이스하키와 배구 대회를 선수들과 함께 참가하면서 스포츠가 갖게 되는 매력과 더불어 선수들이 겪는 부상의 고충을 함께 보게 됩니다. 우리 나라 선수들뿐만 아니라 다른 나라 선수늘을 치료하면서 보다 빨리 보다 후유증이 적게 치료되게 하는 방법이 무엇일까를 항상 생각하면서 선수들을 치료하게 되었는데 이제는 이런 치료 과정을 후에 선수들 치료하는 팀 닥터들과 공유해야 할 것이라는 생각을 갖고 정리해야 할 필요성을 느끼게 되었습니다.

대한스포츠한의학회는 20여 년이 넘게 스포츠질환-광범위하게는 근육관절계통의 질환을 치료하는 기술에 대해 꾸준히 팀 닥터 프로그램이라는 교육 프로그램을 통해서 900여명의 팀 닥터 교육 수료자들을 지속적으로 배출해 왔습니다. 그 동안 여러 한의사들이 스포츠 현장에서 일어나는 상해뿐만 아니라 임상 가에서 선수들이나 근육관절계통의 질환의 환자들을 치료하면서 쌓아 온 노하우(know-how)를 보다 체계적인 접근과 공통적인 치료방법을 구축할 필요성이 항상 대두되었던 차에 학회 사업의 한 일환으로 이 매뉴얼 책을 발간하게 되어 대단히 큰 기쁨이라 아니할 수 없습니다. 저 또한 이 매뉴얼 작업의 한 분야에 참여할 수 있는 기회가 주어져서 대단히 영광스럽게 생각합니다. 스포츠 종목의 여러 분야에서 많은 저서들이 한의사들에게 큰 도움을 주었지만 스포츠한의학회가 이번에 발간하는 매뉴얼은 응급상황에서 만성적 치료에 이르기까지 비록 개론적이기는 하지만(부분적으로는 전문적인 기술도 포함해서) 큰 틀을 만들고 점차 살을 덧붙여 가는 사업의 일환이라 생각됩니다.

그 동안 배구와 아이스하키 국가 대표선수들과 함께 20회 가까이 국내외 국제 대회에 참가하여 선수들을 치료하면서 급성 질환부터 만성 질환까지 다양한 치료를 경험하게 되었는데 Taping Therapy를 통해 좋은 치료 효과를 보여준 이란의 배구선수들과 파키스탄, 카타르, 아랍 에미레이트, 쿠웨이트 등 중동국가 선수들과 북구 유럽 선수들이 생각납니다.

이 기회를 통해 Balance Taping Therapy를 성의 있게 지도해 주신 Balance Taping의 창시자인 일본 정형외과 의사 Arikawa Isao 박사님께 감사를 드리고, 좋은 치료 결과를 볼 수 있었던 기회를 갖도록 팀 닥터를 주선해 주신 배구협회 의무위원회 명예회장인 송기산 원장님께도 감사를 드립니다. 이 매뉴얼의 작업은 끝이 아니라 출발점에 서 있는 것입니다. 비록 시작은 미약하지만 앞으로 많은 점들을 더욱 보완, 보충해서 더 좋은 스포츠 한의학의 서적으로 발전하기 위한 시금석이 될 것으로 생각합니다.

배구대표팀 팀닥터, 의무분과위원

하 상 철

선수추천서

　어려서 시작한 배구 인생을 지금 뒤 돌아 보면 스포츠 인으로 최고의 자랑인 국가 대표팀 선수를 주니어 때부터 성인 대표팀에 이르기까지 국내 대회는 물론 국제 대회 등 수많은 경기를 치르게 되고, 이들 경기를 준비하기 위해 하루에도 몇 차례씩의 훈련을 통해서 많은 피와 땀을 배구 코트에서 흘렸던 기억들이 새록새록 납니다. 때로는 겁도 없이 상대방 코트에 배구공을 내리 꽂아 많은 관중들에 카타르시스를 전해 준 적도 있고, 때로는 몸 상태는 좋은 편인데도 불구하고 이상하리만큼 경기가 안 풀려서 어려움을 겪은 적도 있었습니다. 지난 배구 인생을 볼 때 크게 부상을 입어 고생한 적은 없었으나 아무래도 선수 생활을 하다 보면 크고 작은 부상에 경기력이 저하된 적도 적잖이 있었습니다. 선수들은 승리와 성적을 먹고 산다고 하는데 이들 부상이 제 자신의 플레이를 방해할 때마다 빠른 치료로 코트에서 활기차게 플레이를 하는 것을 생각하며 치료와 재활을 열심히 하게 됩니다.

　이번에 대한 스포츠 한의학회에서 선수들 부상 치료에 관한 매뉴얼을 발간한다고 하였는데 한의학에서도 스포츠 손상에 관심을 가져 준 것에 개인적으로 감사를 드리며 이 매뉴얼이 발간되어 많은 선생님들이 선수들 치료를 하는데 큰 도움을 주어 선수들이 부상에서 빨리 복귀하는데 초석이 되는 책이 되길 바랍니다. 앞으로도 스포츠 손상에 지속적으로 관심을 가져 주시면 선수들도 더 좋은 경기로 보답을 할 수 있으리라 생각합니다.

대한민국국가대표

LIG 배구팀 주장　**이 경 수**

선수추천서

초등학교 이후 10여 년간 코트에서 배구를 하다 보면 부상으로 여러 가지 곤란을 겪은 적이 한 두 번이 아니었습니다. 연습이나 경기 중에 발생하는 부상 때문에 우승을 놓친 적도 있었습니다. 스포츠 선수들이 고생하는 여러 가지 중에 신체적 부상이 선수들의 기량을 떨어뜨리는 가장 큰 요인이었습니다. 클럽 팀이나 대표 팀에서 함께 하는 팀 닥터 선생님들의 치료로 부상이 빠르게 치료될 때 선수들은 큰 힘을 얻어서 자신의 기량을 충분히 발휘하게 됩니다.

이번에 대한스포츠한의학회에서 선수들의 운동손상에 관한 치료매뉴얼을 발간하게 된 것을 축하드리며 운동기계질환의 치료에 이 책이 많은 도움을 주어 부상을 입은 선수들이 조속한 시간 내에 경기력을 발휘하여 좋은 결과가 나타나기를 기원합니다.

대한민국 국가대표
LIG 선수 **김 요 한**

HO.5

저자 소개

이 현 삼
스포츠한의학회 학술이사
경희대학교 한의과대학 외래교수

이 준 환
경희대학교 동서신의학병원 척추센터 한방재활의학과 교수

하 상 철
대한민국 배구 국가대표팀 의무위원

김 학 조
오성당한의원 진료원장
MSc in Nutrition, Physical Activity and Public Health(UNIVERSITY OF BRISTOL)

일러스트 | 이승민 이현삼
인체모형 | (주) 일진과학
감수 | 경희대학교 한의과대학 해부학교실 정혁상 교수
　　　한국체육대학교 오재근 교수

목차

목차

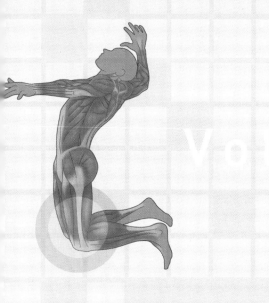

Volley Ball

01 서론

Chapter +++

01 서론

Volley Ball

스포츠 손상치료

1. 배구의 역사

배구는 대중적인 국제 스포츠이다. 1997년 Briner와 Jacmar의 조사에 따르면 배구는 세계에서 가장 대중적인 스포츠라고 할 수 있다. 배구는 1895년 미국 메사추세츠주 홀리욕시에 있는 Y. M. C. A.의 체육부장 Williams G. Morgan에 의하여 고안되었는데, 그는 과격한 농구를 대신하여 흥미 있고 남녀노소가 적당한 운동으로서 함께 즐길 수 있는 구기 종목의 필요성을 느꼈다. 그래서 배구는 농구보다 신체접촉이 덜 하게 만들어졌는데 이러한 특징은 이를 처음 고안한 Morgan의 Y. M. C. A.의 체육활동에 적합하였다. 배구의 초기 명칭은 미노넷(Minonette)으로 불렸는데 농구, 야구, 테니스 그리고 핸드볼의 요소가 섞여 있었다.

처음에는 테니스에서 힌트를 얻고 테니스 네트를 체육관 중앙에 6피트 6인치의 높이에 설치하여 시험하였다. 이에 미국 메사추세츠의 spring field의 Halstead가 Ball을 네트를 넘겨 날려 보내는 게임을 창안해낸 후부터 "발리볼(Volley Ball)"이라는 명칭을 붙이게 되었다. 처음 직장인을 위한 레크리에이션 활동으로서 고안되었으나 점차 널리 행해졌다. 이렇게 실시된 배구는 1946년 프랑스 파리를 주축으로 소련, 폴란드, 유고슬라비아, 체코 등 14개국이 참가한 국제배구연맹(Internationl Volley Ball Federation)이 창설되었다.

이러한 발전으로 점차 배구 규칙이 통합 제정되고 국제 경기가 개최됨으로써 배구 경기는 많은 나라에서 다양한 계층에 보급되어갔다. 배구가 올림픽 종목이 된 것은 남자 배구가 1961년 아테네에서 열린 I. O. C 총회에서 채택되었으며, 여자배구는 그 다음해 1962년 모스크바에서 열린 I. O. C 총회에서 채택, 1964년 日本 도쿄 올림픽대회부터 정식 종목으로 인정되어 오늘에 이르고 있다. 우리나라에 처음 배구를 보급한 사람에 대한 견해로는 초창기 배구가 일정한 규칙이나 경기 내용 없이 양편으로 나뉘어 공을 주고받는 정도였다는 걸로 미루어 보아

Y.M.C.A의 운동부와 유년부 고문으로 내한한 반하트씨가 청년회원들에게 배구경기를 소개, 지도함으로써 이루어졌다는 것이 정설이다.

2. 배구경기 규칙

실내 배구경기는 6명이 한 팀을 이루고 남녀경기가 각각 진행된다. 네트를 기준으로 양쪽의 각 코트에 1팀씩 나눠져서 경기를 한다. 그래서 상대편선수와 신체접촉이 거의 없는 경기이다. 배구경기의 목적은 각 팀이 공을 네트위로 넘겨 상대방의 코트에 공이 닿도록 하는 것이다. 두 번째 줄 오른쪽에 있는 선수가 상대방 코트에 공을 넘기면 경기가 시작되고 이를 서브라고 부른다. 상대방 팀은 브로킹 시의 공 접촉을 포함하여 세 번 내에 공을 쳐서 상대방 코트로 넘겨야 한다. 랠리는 공이 코트에 닿을 때, 코트 밖으로 공이 나갈 때, 상대방 코드에 공을 못 넘길 때, 실수를 할 때까지 계속한다. 한 팀은 15점을 얻으면 경기에서 이긴다. 듀스의 경우에는 먼저 2점을 얻어야 이긴다. 서브는 시계방향으로 순서대로 넣는다.

3. 배구경기에서의 부상

배구는 단시간에 전신을 사용하기 때문에 체력향상을 위한 스포츠로 적합하다. 즉 배구는 다양한 신체활동(속도, 힘, 유연성, 강도, 균형감)을 필요로 한다. 그래서 선수는 여기에 필요한 신체적 정신적 능력을 갖추어야 한다. 그래야만 경기력을 최대로 발휘할 수 있고 부상의 위험을 줄 일 수 있다. 배구는 축구나 농구, 하키 등 다른 위험한 스포츠 활동에 비하면 상대적으로 위험이 적은 운동인데, 이는 상대방과의 충돌이 비교적 적기 때문이다. 이는 2004년 아테네 올림픽 때 단체 경기

중에서 부상이 가장 적게 발생한 종목이 배구인 것을 봐도 알 수 있다.

배구부상시 가장 위험한 해부학적 부위를 순서로 나열하면 발목, 무릎, 어깨, 손가락과 등 부위이다. 부상의 종류는 발목염좌, 무릎과 어깨 관절의 급·만성 손상, 손목과 손가락의 염좌, 찰과상, 타박상 등이다. 이중 모든 연령에서 2/3이상의 부상이 염좌sprain와 근긴장strain이다. 그러나 배구경기에서 골절과 탈구는 비교적 적은 편이다. Kujala(1995) 등은 35세 이상과 15세 이하에서는 남성보다 여성이 부상을 잘 당하고 반대로 젊은 그룹에서는 남성이 여성보다 부상을 잘 당한다고 하였다. 일반적으로는 여성이 남성보다 부상을 잘 당하는 경향이 있다.

NCAA ISS(the National Collegiate Athletic Association's Injury Surveillance System)에서 1984년부터 조사한 바에 의하면 대학 여자 배구 선수의 경우 급성 발목 염좌가 가장 많은 부상이고 무릎과 어깨, 허리는 과사용 증후군으로 인한 부상이 있다고 하였다. 일반적으로는 남성은 여성보다 근력이 강하고 여성은 남성보다 유연성이 더 많다. 남성이 유연성을 보강하고 여성이 지구력을 보강하면 근육과 인대의 부상을 줄일 수 있다.

Schafle(1990) 등은 배구 경기 중 네트 근처에서의 플레이가 가장 위험하고 센터와 공격수가 부상을 많이 당하고 대개는 발목부상이 많다고 하였다. Watkin &Green(1992)은 점프 후 착지동작에서 상대편 선수와의 충돌, 혹은 자기편과의 충돌에서 부상이 많다고 하였다. 부상은 배구기술에 따라 각기 다른 위험이 존재하는데 브로킹과 스파이크시의 점프와 착지시의 부상위험이 가장 많다. Gerberich(1987) 등은 점프, 착지 그리고 착지 시 몸의 뒤틀림에서 부상을 많이 당한다고 하였고, 그 외에 스파이크, 반복적인 동작에 의한 외상, 급격한 몸의 뒤틀림과 과도한 스트레칭을 할 때 부상을 당한다고 하였다. Aagaard & Jorgensen(1996) 등은 부상을 많이 당하는 부위를 조사하였는데, 블로킹동작에서는 손가락, 발목 순이고 스파이크 동작에서는 어깨, 무릎,

발목 순이며 수비동작에서는 손가락, 무릎, 발목과 등부위순이라고 하였다.

Verhagen E(2004) 등은 배구선수의 어깨의 이상은 평균적으로 6.5주정도 동안 훈련이나 경기를 할 수 없게 만든다고 하였다. 이런 문제점에도 불구하고 견갑상신경장애suprascapular neuropathy를 제외하고는 다른 부상들의 역학적 연구가 비교적 적은 편이다.

Aagaard(1997) 등이 덴마크에서 조사해본결과 배구 경기를 전문으로 하는 선수가 취미생활로 배구를 즐기는 선수보다 많음에도 불구하고, 부상은 취미생활선수가 더 많이 당한다고 하였다. 또한 실내배구와 비치발리볼을 비교해 보면 비치발리볼선수가 부상에 더 많이 노출되어 있는데 이러한 이유는 비치발리볼 선수는 각 팀이 2인으로 구성되어있어 실내배구보다 더 넓은 면적에서 활동하면서 수비를 해야 하고 경기장 바닥이 고르지 못하기 때문에 실내배구에서처럼 강하고 부드러운 스파이크를 할 수 없어서 선수는 무리하게 힘을 가하여 어깨를 사용하게 된다. 이러한 경기장의 조건과 경기규칙의 특징 때문에 좀 더 심한 부상이 유발된다고 하였다. 그러나 비치발리볼은 실내배구와 비교하여 블로킹을 덜하기 때문에 손가락과 발목부상은 적은 편이라고 하였다.

4. 배구상해의 대책

1) 일반적인 대책

배구는 속도 힘 균형감과 특별한 기술 등 다양한 신체능력을 필요로 한다. 선수는 경기에서 모든 방향으로 신속하게 이동하면서 방향을 자주 바꾸고, 멈추었다 다시 움직일 수 있는 능력을 가져야 한다. 동시에 이러한 움직임은 균형을 잡으면서 효과적으로 공을 다룰 수 있어야 한다. 따라서 전문선수들은 시즌 전에 이러한 능력을 습득하기 위해서 자기에게 알맞은 훈련과 체력단련을 해야만 한다. 전문선수뿐만 아니라 생활체육 선수들은 경기전후와 평소훈련에서 준비운동warm-up과 마무리운동cool-down을 반드시 시행하여야 한다. 준비운동과 마무리운동을 진행할 때는 선수의 부상 회복에 도움이 되도록 필요한 사항을 고려해야 한다.

모든 학생과 처음배우는 선수들은 기본 경기 기술을 익힌 후 경기에 적극적으로 임해야 한다. 기본 배구기술은 실제경기를 하기 전에 각 경기상황을 설정하고 배우고 익혀야 한다. 유소년 선수들은 배구스타의 동작을 따라하면서 기술을 습득하고, 미니배구경기를 통해 규칙을 습득해 나가도록 한다. 배구경기 전에는 각 선수를 평가하여 경기에 임하게 하여야 한다. 경기 전 선수평가(pre-participation evaluation PPE)는 다음과 같다(Vicenzino B & Vicenzino D 1995, Kibler et al 1989).

1. 선수의 질병을 파악한다(관상동맥질환, 천식).
2. 선수가 부상을 당하기 쉬운 상태에 있는지 파악한다(근육의 상태, 부상의 여부).
3. 알맞은 프로그램을 통해 부상을 방지한다.
4. 선수능력을 최대로 끌어올린다.

이러한 평가는 치료 및 처치가 가능하도록 시즌 4-6주전에 시행되어야한다. 배구경기시즌이 시작한 뒤 첫 한 달에서 발목부상이 가장 많이 발생한다. 경기전후와 훈련 중의 준비운동warm-up은 가벼운 운동, 스트레칭, 경기직전의 신체활동을 모두 포함하는 것이다. 이의 목적은 이완을 위한 느린동작의 스트레칭을 통해서 가볍게 땀을 내서 경기에 참여할 준비를 하고 근육과 인대의 부상, 특히 근육 파열과 같은 부상의 위험을 줄이고 운동능력을 향상시키는 것이다. 마무리운동cool-down의 목적은 격렬한 운동 후에 맥박·호흡·심박수 등의 활력증상vital sign을 서서히 정상 상태로 되돌리는 것이다. 또한 준비운동warm-up과 마무리운동cool down을 시행함으로써 관절의 운동범위를 증가시키고 근육과 인대의 탄력도를 높힐 수 있다. 일반적인 배구의 준비운동warm-up은 유산소운동(멈췄다 달리기, 10분)이다.

2) 스포츠 처치

부상방지 대책에 최선을 다했음에도 불구하고 부상의 위험은 배구 경기에서 항상 존재한다.

배구경기장에서의 선수부상은 팀의 경기력과 승패에 큰 영향을 주게 된다. 이 경우 부상당한 선수가 빠른 처치를 통해 경기에 복귀하여 팀의 경기력을 유지 또는 상승시켜주는 것도 스포츠 처치의 목표이지만, 부상당한 선수를 최대한 처치 보호하여 그 경기이후에도 선수의 경기력이 최대한 발휘할 수 있도록 하는 것 또한 매우 중요하다. 따라서 경기 중 선수에 대한 처치는 이 두 가지를 고려하여 신속하고 정확한 판단을 내리고 그에 따른 처치를 해야 한다.

한번 부상을 당하면 부상이 재발되어 악화되기 쉽다. 그래서 적절한 치료와 재활이 아주 중요하다. 배구손상의 원인은 다양하고 복합적이어서 재발방지를 위해서는 다양한 접근이 필요하다. 응급처치의 목적은 가능한 빠른 통증의 감소, 치유의 증진, 염증의 감소와 기능적, 스포츠 활동으로의 복귀이다(National Sports' Trainers Scheme 1994).

근육 인대의 손상에 대한 응급처치는 RICE(Rest, Ice, Compression, Elevation)를 따른다(Knight 1985; Larkins 1990). 응급처치 시 RICE법을 시행하는 동시에 NO HARM의 원칙도 지켜야한다. NO HARM이란 부상 후 48-72시간동안 NO Heat, No Alcohol, No Running, No Massage를 유지하는 것이다. 마사지는 재활에 도움이 될 것 같지만 초기 72시간에는 바람직하지 않다(Cook 1997). 이렇게 선수가 응급처치를 받은 후 수일 또는 수개월의 재활기간을 거친 후 경기에 복귀하게 된다. 부상당한 선수의 재활은 너무 성급히 운동에 복귀하지 않도록 주의해야 한다. 부상부위의 재활은 선수가 통증을 느끼지 못할 때까지 근력이 부상전의 상태로 돌아갈 때까지, 관절의 움직임이 부상전의 상태까지 회복 될 때까지 시행하여야 한다. 재활할 때는 움직임의 제한이 없도록 부상부위를 테이핑이나 탄력붕대로 압박한 상태에서 시행해야한다. 이런 충분한 재활을 통해서 운동과 경기에 복귀해야 부상의 재발이 예방될 뿐만 아니라 경기력 향상에도 도움이 된다.

5. 배구상해의 응급처치

1) 응급처치의 원칙 – RICE –

(1) Rest 안정

일단 부상을 당하면 더 이상의 움직임을 피하여 증상의 악화를 방지한다.

(2) Icing 환부의 냉각

부상부위를 차갑게 해주어 내출혈이나 조직액의 유입을 최소한으로 억제하여 환부의 부종과 통증을 줄인다. 지속시간은 상태에 따라 다르게 한다. 보통의 부상부위의 처치 시 우선 고려대상이 된다. 차갑게 해주어야 할 부위에 온찜질하면 부작용 우려가 있다. 얼음에 의한 이차손상(ice burn)을 예방하기 위해서 냉찜질 팩을 매 2시간마다 20분 동안 시행하는 것이 좋다. 냉찜질을 한 초기 이후에는 냉찜질과 온찜질을 교대로 하는 것이 출혈과 부종을 줄여 준다. 이 찜질법은 하루에 3번 각 3분씩 반복한다.

(3) Compression 환부의 압박

환부에 대한 압박으로 혈액이나 림프액이 유입되는 것을 막아 부종을 예방한다. 부종이 적을수록 회복은 빠르다. 압박은 냉찜질과 함께 행한다. 압박은 심장에서 먼 쪽에서 심장 쪽으로 한다.

(4) Elevation 거상

부종을 줄이기 위해 손상부위를 심장보다 높게 해준다.

2) 한방응급처치의 원칙

기본적으로 RICE법을 시행하고 靜氣血 通經絡을 한다.

(1) 靜氣血

한의학에서는 일반적으로 통증의 발생이나 쇼크의 기전을 기혈불통(氣血不通)으로 설명하고 있다. 따라서 응급조치를 할 때는 일단 환자를 눕혀서 기혈을 편안하게 해주고 이후 침이나 뜸 또는 한약으로 경락의 기혈을 소통하게 하는 치료를 한다.

(2) 通經絡

기혈이 어느 정도 안정이 되었으면 빠르게 침치료를 시행하는데 모든 응급처치시의 자침은 경도의 자극과 유침을 짧게 하는 단자를 하도록 하여 침훈이 발생하지 않도록 한다. 또한 시침의 순서도 환부에서 먼 곳으로부터 환부의 아시혈 쪽으로 시침을 한다.

3) 질환별 응급처치

(1) 근육의 경련

장기간의 근육운동이나 갑작스런 근육운동에 의해 일어나는 근섬유가 서로 얽히는 현상으로 매우 통증이 강하고 더 이상의 운동이 불가능해지는 상태를 말한다. 근육의 경련이 발생하면 근육이 당겨지는 반대방향으로 스트레칭을 하여준 후 최대한 빨리 침치료를 하도록 한다. 이때 일반적으로 상지는 곡지 외관, 내관, 합곡, 하지는 족삼리, 양릉천, 음릉천, 삼음교, 태충, 복부는 중완을 취한다. 평소에도 근육경련이 생긴 부위는 스트레칭을 하여준다. 근육경련이 발생하였을 때 혹시 일사병이나 탈진의 증상이 있는지도 감별해야 한다. 단순히 국소의 근육의 문제가 아니라 몸 전체 전해질의 균형이 깨진 경우는 그에 따른 처치가 우선이 되어야 한다.

(2) 근육의 단열

외부의 힘이나 급격한 운동으로 근육의 일부분 혹은 근막이 늘어져서 끊어진 것을 말한다. 겨울철이나 준비 운동 없이 운동한 경우에 흔히 발생한다. 이의 예방이나 치료로는 냉온욕이 좋다. 시간은 온욕3분, 냉욕1분으로 한다.

(3) 염좌(sprain)

관절에 제일 흔한 손상으로 관절에 외부의 힘이 가해져서 관절을 이루는 뼈에는 큰 이상이 없고 인대나 관절낭이 일시적으로 늘어나고 주위조직에 출혈이나 부종을 동반한 경우를 말한다. 특히 발목, 손가락, 무릎관절에서 많이 발생한다. 인대의 완전한 파열과 뼈의 골절을 감별해야 한다.

① 1도 손상

인대가 늘어나고 일부가 미세하게 끊어진 상태로 경도의 통증과 부종이 있으나 관절 불안정성은 거의 없다. 회복기간은 2주정도이다.

② 2도 손상

인대나 관절낭이 심하게 손상되어 끊어진 상태로 손상부위로 힘을 가할 수 없다. 심한 부종과 통증이 있으면 관절이 경직되어 움직이기 힘들다. 이 경우에는 내출혈이 있고 관절낭안에 혈액이 고일 수도 있다. 회복기간은 2주에서 8주정도이다. 이 경우에는 X-ray로 검사할 필요가 있다.

③ 3도 손상

인대나 관절낭이 완전히 끊어진 상태로 초기에 아주심한 부종과 통증이 있고 내출혈이 심하다. 인대가 완전히 끊어진 후엔 통증이 사라진다. 따라서 손상 시 소리가 발생했다거나 상태에 비해 증상이 가볍다면 정밀진단을 해야 한다. 회복기간은 2개월 이상이다. 운동선수의 경우에는 인대 재건술을 받는 것이 좋다.

④ 염좌의 일반치료

RICE법을 따르면서 환부에 자침을 한다. 통증부위의 아시혈과 원위 취혈을 자침한다. 초기손상 소견이 부종이 너무 심하거나 부종에 비해 통증이 너무 심하면 방사선검사를 해보도록 한다. 보통 2주간의 치료를 하는데 인대나 관절낭이 파열된 상태는 증상이 회복되어도 운동선수의 경우에는 재건술을 받도록 하는 것이 좋다. 경등도의 손상의 경우에도 치료 후 몇 개월은 발목 테이핑등을 하여 재발방지를 할 필요가 있다.

(4) 타박

신체에 외부에서 물리적인 충격이 가해져서 피부조직에 상해가 일어난 상태로 스포츠 활동 시 흔히 발생한다. 격투기, 선수간의 충돌, 볼이나 장비 등에 의한 타격 시 발생한다. 타박이 생기면 그 부위가 부종이 생기고 통증이 발생한다. 일반적인 사지의 타박의 경우에는 우선 RICE법을 시행하고 해당부위의 아시혈 치료를 한다. 자침시 심도를 잘 결정한다. 응급처치를 한 후 타박부위를 중심으로 부항요법을 시행하는 것이 일반적이다. 이때 동맥 부위 및 신경부위는 조심하면서 부항을 시술하는데 피하의 큰 정맥부위에 부항시술을 하게 되면 초기에는 더 부어오른다.

머리에 강한 외부 충격이 작용하는 두부타박(뇌진탕)의 경우에는 일과성의 의식상실이나 의식장애 경련 등을 동반할 수 있다. 외상 직후 단시간의 의식소실과 체온하강, 안면창백, 맥박빈삭, 맥박미약 등의 쇼크 증세를 나타낸다. 하지만 뇌실질의 손상은 일어나지 않은 상태로 단시간 안에 의식이 회복되고 아무런 신경탈락증세가 남지 않는 경증의 두부외상을 말한다. 충격이 심한경우에는 의식을 회복한 후에도 건망증이나 기억상실을 나타내는 경우가 있다. 뇌진탕이 발생하면 환자를 안정시키며 통풍을 잘해 주고 의식이 정상상태로 돌아오기를 기다린다. 대부분 저절로 증상이 회복되며 뇌진탕 자체로는 치료가 필요 없으나 응급처치 후에는 내부손상여부를 확인하기 위해서 정밀검사를 받도록 해야 한다. 뇌진탕이 발생하면 회양구급혈이나 사관혈을 자침하여준다. 회복기에 구토 등의 소화기 장애가 일어나는 경우에는 합곡 족삼리 등의 혈을 단자하여 준다. 다만 쇼크후의 시침은 침훈針暈이 발생하지 않도록 침자극을 경도로 하고 유침을 짧게 하여준다.

모든 증상이 응급 첫처치로 회복되어도 위에서 언급한 바와 같이 정밀검사를 받도록 한다. 복부나 흉부의 타박은 안면창백, 맥박빈삭, 맥박미약의 증상과 심한 흉통과 복통 혹은 혈뇨등의 경우에는 내장 실질장기 손상의 가능성이 있다. 이 경우에는 이러한 가능성을 염두에 두고 환자를 최대한 안정시킨다. 침시술은 흉부나 복부등의 체간은 되도록 피하여 기순환을 회복시키는 침시술을 한 후 정밀검사를 받도록 한다.

(5) 골절

골절은 외부에서 강한 힘이 가해짐으로써 일어나는 것으로 일반적으로는 배구경기에서 탈구나 골절은 많이 발생하지 않는다. 골절되면 골절부위에 심한 통증이 있고 움직이지 못하며 조금 지나면 부어오른다. 응급처치로서는 상지의 골절은 앉히고 하지는 눕힌다. 이렇게 최대한 안정이 되도록 한 후 우선 골절 부위를 조사하여 가장 통증이 적은 자세를 만든 후 부목을 댄다. 그 방법은 골절부위 상하관절을 고정한다. 특히 무릎과 하퇴 발목의 골절인 경우에는 환부를 확실히 고정한 후 움직이지 못하게 하고 될 수 있으면 들것으로 운반한다.

만약 개방골절이 있어서 외부로 출혈이 있으면 지혈을 한다.

(6) 탈수와 운동중의 수분관리대책

배구, 특히 비치발리볼은 대부분 더운 여름에 한다. 이러한 기후에서는 잘 훈련된 선수에게조차도 힘들다. 운동은 땀의 배출량을 증가시키는데, 따뜻하거나 더운 날씨의 조건하에서 지속되는 운동은 수분과 전해질의 손실을 유발한다. 수분과 전해질의 손실에는 상당한 개인차와 다양한 활동에 따른 차이가 있다. 땀으로 배출되는 수분과 전해질이 보충되지 않으면 그 사람은 탈수에 이르게 된다. 소변 량과 체중 측정을 통해서 간단히 개인의 수분공급을 확인 및 관리할 수 있다. 아침 첫 요비중(Urine specific gravity, USG)이 1.020 이하거나 UOsmol(urine osmolality)이 700mOsmol · kg^{-1} 이하인 사람은 몸 안의 체액이 균형을 이루고 있는 상태이다. 체액균형상태를 나타내는 초기 체중을 정하는데 며칠 동안의 아침 체중을 이용한다. 운동 중 땀 손실을 반영한 체중의 변화는 특정한 운동과 외부조건하에서의 개인의 체액보충을 위한 필요량 계산에 이용할 수 있다. 정상적인 식사는 체액균형상태를 촉진한다. 발한으로 인한 전해질(나트륨과 칼륨) 손실은 체액균형상태를 회복하기 위해 완전히 보충되어야 한다.

무더운 날씨에서는 선수는 적어도 7-10일 동안 같은 정도의 기온에서 1-2시간정도 매일 훈련하여 신체를 적응 시켜야한다. 경기시간이 1시간정도인 경우에서 수분의 손실은 곧 바로 공급될 수 있도록 목이 마르지않아도 충분히 탄수화물-전해질 음료를 마셔야 한다. 경기 후 선수는 수분과 전해질을 보충해야한다. 탄수화물-전해질 음료는 수분 흡수를 증진시켜 준다. 특히 우리나라의 여름과 같이 고온다습한 환경에서는 적절한 수분섭취를 하면서 운동해야 한다.

체내 수분이 자기 체중의 1% 가량 손실되었을 때 갈증을 느끼며, 체중의 3-4%에 이르면 신체활동력이 저하되고, 체중의 5-6%에 이르면 체온조절이 어려워지고 맥박과 호흡이 빨라져 점차 위험한 수준에 이르러 심하면 사망하기도 한다. 특히 고온 환경에서는 수분손실이 커 그 중요성이 더욱 커진다고 할 수 있다. 탈수가 발생하면 같은 강도의 운동을 수행하더라도 생리적인 긴장과 노력이 증가하는데, 따뜻하거나 더운 날씨에서는 더욱 증가한다. 따뜻하거나 더운 날씨에서 체중의

TIP

카페인 섭취는 일일 소변 배출량이나 수분공급 상태를 크게 변화시키지 않지만 알콜 섭취는 소변배출량을 증가시키고 완전한 수분보충을 더디게 한다.

2%를 초과하는 탈수는 유산소운동 능력을 감소시킬 수 있다. 탈수가 심할수록 생리적인 긴장감과 유산소운동능력의 저하가 커지고 정신적·인지적 수행능력을 감소시킬 수 있다. 심한 수분부족과 운동능력 감소의 정도는 열관련 스트레스, 운동작업, 개인의 독특한 생물학적 특성과 관련이 있다. 탈수는 열탈진과 운동열사병의 위험인자이다. 탈수는 마비성 근색소뇨증exertional rhabdomyolysis의 결과로 생기는 심각한 급성 신부전이나 이와 비슷한 증상을 증가시킬 수 있다. 탈수와 나트륨 부족은 골격근 경련을 유발할 수 있다. 운동관련 증후성 저나트륨혈증은 지구력을 사용하는 경우에 생길 수 있다. 발한률 이상의 수액 공급은 운동관련 저나트륨혈증을 유발하는 주된 요인이다. 땀으로 인한 대량의 나트륨 손실과 가벼운 체중(그리고 총 신체수분량)이 운동관련 저나트륨혈증을 유발할 수 있다. 일반적으로 여자가 남자보다 발한률이 낮지만 운동관련 증후성 저나트륨혈증이 생길 위험이 크다. 신장의 수분과 전해질 정체에 있어서 성별의 차이는 미약하며 중요하지 않다. 소아는 성인보다 발한률이 낮다. 나이가 많아질수록 갈증에 대한 감수성이 감소되어 탈수시 자발적으로 체액균형상태로 다시 회복시키는 것이 늦고 수분에 대한 신장의 반응이 느려져 저나트륨혈증에 대한 위험이 증가한다.

열사병은 고온에 의한 열손상중에서 가장 위급한 응급상태이다. 이것은 외기의 높은 기온과 습도에 폭로되었을 때 체내 열조절부전에 의하여 발생한다. 중요한 3대증상으로는 중추신경계장애(의식장애, 경련 등), 체온의 상승(직장온도 41-43도), 무한증의 소견을 보인다.

열사병의 일차적인 발생기전은 수분상실에 의한다. 체내 순환혈액량이 부족하면 필요한 순환을 유지하기 위하여 피부로 가는 혈액을 감소시킬 수밖에 없고 이에 따라 열발산 능력은 더욱 감소하게 된다. 그리고 노인이나 어린이, 허약자, 각종 만성질환자 등에서는 순환 혈액량의 부족뿐만 아니라 심장기능의 저하 등으로 인한 고온에 대한 적응능력의 약화로 더욱 쉽게 열사병에 걸릴 수 있다.

다음은 고온에서 운동시 체액 균형의 유지, 고온에서의 수행능력 향상 및 열관련 부상예방을 위한 미국스포츠의학회(ACSM)의 권고사항이다.

1) 운동전의 수분관리 대책

수분흡수와 소변배출이 정상수준으로 회복되도록 하기 위해서 운동 전에 필요하다면 최소한 몇 시간 전에 음료로 미리 수분공급을 시작해야 한다. 운동전 15-20분전에 300-500ml의 찬 음료를 섭취하는 것이 바람직하다. 나트륨이 들어간 음료를 마시거나 염분이 있는 스낵, 간단한 식사와 음료를 같이 섭취하면 갈증이 나고 필요한 수분을 유지하도록 도와준다. 운동시작 몇 시간 전에 탈수와 이뇨증세를 촉진할 가능성이 있는 카페인 함유음료를 섭취하는 것을 삼간다.

2) 운동중의 수분관리 대책

개인에게 맞는 수분 보충 프로그램을 개발해야 한다. 발한율과 개인에게 맞는 수분 보충 프로그램을 정하기 위해 정기적으로 운동 전과 운동 후의 체중을 측정하면 유용하다. 전해질과 탄수화물이 들어 있는 음료수를 마시면 수분과 전해질 균형을 맞추고 운동 수행능력을 유지하는 데 도움이 된다. 운동 중에 15-20분 간격으로 찬 음료를 180-240ml 섭취하는 것이 바람직하다. 운동수행능력이 손상받기 시작하는 시기인 체중의 약 1-2%가 탈수되기 이전에는 갈증을 느끼지 못하기 때문에 지구력 경기 초반부터 수분보충을 시작하는 것이 좋다. 보통 50-60분 이내에 수행되는 지구력 경기에서 당질 섭취가 전혀 고려되지 않는다면 4.4-10℃ 정도의 찬물이 효율적이다. 장시간 수행되는 운동에서 당질은 중요한 에너지원이며, 6-8%의 용액이 효율적이다. 용액은 소량의 전해질을 함유해야하고 기호도(차고 단 것은 기호도 상승효과)를 만족시켜야 한다.

3) 운동후의 수분관리 대책

회복기 중에는 충분한 음료를 섭취하여 체중을 보충하며, 과일주스와 스포츠 음료는 체액과 당질 섭취에 바람직하다. 시간이 지나면, 정상적인 식사와 음료수 섭취를 통해 체액의 균형상태를 회복할 수 있다. 과도한 탈수에서 빠르고 완전하게 회복되려면 체중 손실 1kg 당 1.5L까지 수액공급을 해 준다. 나트륨이 들어간 음료와 스낵을 섭취하여 갈증과 수액 유지를 자극하여 빠르고 완전하게 회복하는 것을 촉진한다. 의학적으로 장점이 없다면 정맥주사를 통한 수액보충은 일반적으로 이롭지 않다.

4) 한의학에서의 탈수의 관리

땀은 습열로 인하여서 발생하는 것으로 내경에서는 진액이 심에서는 땀이 된다고 하였고 또 양이 음에 더해진 것을 땀이라고 하였다. 땀은 심이 주관하는 액이므로 심이 동하면 두려워하면서 땀이 난다. 심은 군화이고 비위는 토에 속하므로 습과 열이 서로 부딪쳐 땀이 나는 것이 분명하다. 이는 시루에서 소주를 내리는 것과 같으니 불로 훈증하지 않는다면 땀이 생길 수 없다.

내경에서는 음식을 지나치게 배불리 먹으면 땀이 위에서 나오고 놀라서 정기를 잃으면 땀이 심에서 나오고 무거운 것을 지니고 먼 길을 가면 땀이 신에서 나오고 빨리 달리거나 두려워하면 땀이 간에서 나오고 몸을 움직여 지나치게 일하면 땀이 비에서 나온다고 하였다.

한의학에서는 이러한 진액의 손상을 중서와 중열로 나누고 다음과 같이 감별하였다. 중서는 가만히 있다가 더위를 먹어서 생긴 것인데 이는 음증이지만 반드시 땀을 내야 한다. 혹 깊은 곳과 큰 집에 피서하다가 얻는 수도 있는데 그 증상으로는 반드시 머리가 아프고 오한이 나며 몸이 오그라들고 팔다리의 뼈마디가 쑤시고 아프며 가슴이 답답하고 몸이 달며 땀이 나지 않는다. 이것은 집안에서 찬 기운에 상하여 온몸에 양기가 퍼지지 못해서 생긴 것이다. 중열은 활동하다가 열에 상한 것으로 이는 양증인데 열이 원기를 상한 것이다. 길을 가는 사람이나 힘든 일을 하는 농민들이 햇빛을 오래 쪼이면 이병이 생긴다. 그 증상으로는 대개 머리가 몹시 아프고 열이 몹시 나며 열을 싫어하고 만져보면 살이 몹시 뜨거우며 갈증이 아주 심하고 땀을 많이 흘리며 꼼짝할 기운도 없다. 이것은 밖의 열이 폐기를 상한 것이다.

서병을 치료하는 법은 속을 시원하게 하고 오줌을 잘나가게 하는 것이 가장 좋다. 무더운 여름에는 기를 보해야 하는데 양기가 몸의 겉부분에 떠올라와 피모에서 흩어지면 뱃속의 양기가 허해지고 더위가 기를 상하게 하므로 진기를 보하는 것이 필요하다. 여름철에 찬 음식을 많이 먹거나 찻물과 얼음물을 너무 마셔서 비위를 상하면 토하고 설사하는 곽란이 생기게 된다. 서병에 쓰는 약은 흔히 비위를 따뜻하게 하며 음식을 잘 소화시키고 습을 없애며 오줌이 잘나가게 하는 약을 써야한다. 서병 환자는 별로 아픈 데가 없다. 혹 아픈 것은 목욕을 한 탓으로 물과 습기가 서로 부딪쳤기 때문이다. 참외는 무더운 여름에 먹으면 더위를 먹지 않으므로 조금씩 먹으면 좋다.

여름의 대표적인 처방인 생맥산(맥문동 8g, 인삼 오미자 각4g)은 습열을 제거하여준다. 폐가 수렴하려 하고 심이 늘어지는 것을 괴로워 할 때는 신약으로써 수렴하고 심화가 성하면 단약으로써 사해야 하므로 인삼의 단 것을 오미자의 신 것으로써 돕는 것이다. 약간 쓰고 성질이 찬 맥문동은 수의 근원을 자양하고 폐기를 시원하게 하는 것이다.

TIP

최근 생맥산의 실험적 연구결과에 의하면 고온 환경에서의 운동 수행시 생맥산의 투여는 최대산소섭취량을 유의하게 증가시키고 운동지속시간의 연장 및 혈장 삼투질 농도의 상승을 억제하는 효과가 있고 혈청 Na^+를 안정적으로 감소시켰다. 이외에 생맥산에 용량 의존적으로 국소 뇌혈류량이 증가하는 것을 관찰하였다. 또한 생맥산은 근육에서의 glycogen함량 증가와 lactate 축적을 저하시키는 작용에 의하여 운동능력향상과 피로회복의 효능을 나타낸다. 이상과 같은 실험을 통해봤을 때 생맥산은 탈수의 예방을 통한 운동능력향상에 도움이 되며 고온 환경에서의 운동 시 열손상의 가능성을 줄여주고 운동 후의 원상태로의 회복에 효과가 있다고 생각된다.

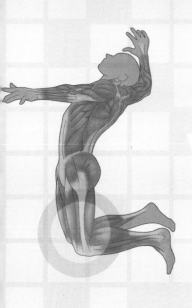

02 무릎관절

Chapter + + +

1. 해부학적 구조

무릎관절은 대퇴골femur, 경골tibia, 비골fibula, 그리고 슬개골patella로 이루어져 있고 관절내부에 반월판semilunar disc과 전십자인대anterior cruciate ligament, 후십자인대posterior cruciate ligament가 있다. 이 관절의 내측과 외측에는 측부인대lateral ligament가 있고 대퇴와 하퇴 근육의 인대가 연결되어 있다. 무릎관절은 안정성이 불안하지만 충격완화는 잘 할 수 있는 구조로 인체의 무게를 고관절, 발목과 함께 적절히 분산시키킨다. 무릎의 전면에는 슬개골과 슬개골위의 대퇴사두근quadriceps femoris이 있고 슬개골 아래에 경골과 이어진 슬개경골인대patella ligament가 있다. 무릎의 후면에는 대퇴쪽의 안쪽에 반막양근 semimembranosus과 반건양근semitendinosus의 인대가 있고 외측에는 대퇴이두근biceps femoris의 인대가 있다 그리고 하퇴의 안쪽과 바깥쪽에는 비복근gastrocnemius의 양갈래가 있다. 이 네 개의 근육은 마름모 형태를 이루고 있다. 이 마름모의 안쪽중앙에는 슬와동정맥, 후대퇴신경이 지나가며 깊게 촉지 할 수 있다. 굴곡한 무릎의 내측에는 대퇴 안쪽 근육의 인대들이 잘 촉지가 되고 대퇴골과 경골의 골두가 촉지 되며 그 사이에 반월상 연골meniscus이 촉지 된다. 굴곡된 무릎의 외측에는 대퇴이두근의 인대들이 잘 촉지 된다(그림 1, 2).

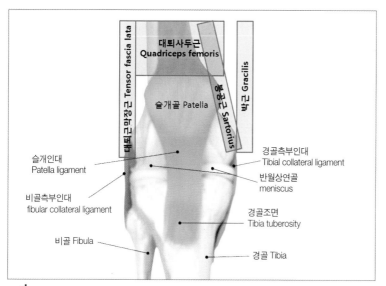

그림 1. 오른 무릎 앞면: 근육과 인대

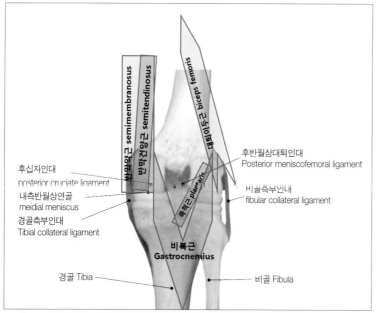

그림 2. 오른 무릎 뒷면: 근육과 인대

2. 무릎관절의 정상관절가동범위
Range of Motion, R.O.M.

① 굴곡 140도
② 신전 0도 (과신전 5-10도)
③ 내회전 외회전 : 양쪽으로 약 10도

3. 배구경기에서 무릎부상의 원인

무릎부상의 가장 빈번한 경로는 공격수가 점프하고 내려올 때 이다. 이 동작에서는 자기 팀이나 상대팀과의 물리적인 접촉이 없이도 무릎부상이 발생할 수 있다. 경기하는 시간보다 훈련 시간이 더 많음에도 불구하고 무릎손상은 훈련 중보다 경기 중에 더 빈번하게 발생한다. 이 이유는 경기 중에는 더 많은 노력이 들어가고 훈련 중보다 경기

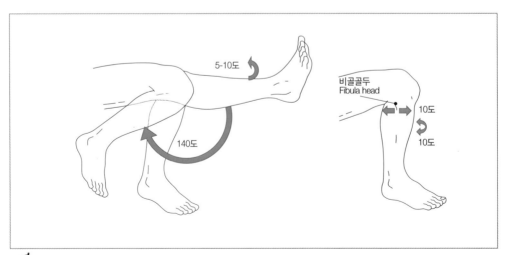

그림 3. 무릎관절의 정상관절가동범위

중에 부상위험에 노출될 수 있는 시간이 더 많기 때문이다. 심각한 무릎손상은 남자보다 여자가 더 많다.

4. 배구경기에서 무릎부상의 방지 대책

배구경기에서의 부상을 방지하기위해서는 나무 바닥이나 탄력이 좋은 합성 바닥에서 경기를 해야 한다. 부득이한 경우에도 너무 딱딱한 곳은 피한다. 급성 외상성 무릎손상과 과사용으로 인한 급격한 악화를 방지하기위해 훈련 중이나 경기 중에는 무릎패드를 착용해야한다. 발충격흡수패드의 경우는 무릎부상에 확실한 예방효과가 있다고 알려져 있지는 않다. 그래서 이러한 발보조기들은 다른 환경 방지대책들과 같이 사용되어어야한다.

배구선수는 종종 무릎전방 부위 통증을 호소한다. 이것의 경우는 슬개건의 병변이다. 흔히 슬개건염은 jumper's knee으로 알려져 있다. Jumper's knee는 급성적인 무릎의 외상보다도 더 많은데, 남성 실내배구 선수 중 50%정도가 가지고 있는 것으로 보고되고 있다. 이를 예방하기 위해서는 슬개건의 과부하를 줄여야하는데, 배구선수가 스파이크 점프를 할 때 도약시의 무릎의 외번염좌를 최소화하도록 무릎 굴곡 시 자세를 잘 유지하도록 한다. 특별히 여성선수는 무릎과 엉덩이를 굽힌 상태에서 공을 밟고 균형을 잡는 훈련을 하여 점프 후 착지가 부드럽게 될 수 있도록 훈련을 한다. 여성선수와 무릎의 안정성이 떨어지는 선수는 균형대balance board 훈련을 하는 것이 좋다. 이 훈련을 통해 무릎의 인대손상도 줄일 수 있다. 모든 선수는 착지시의 무릎에 가해지는 충격을 줄이기 위해서 플라이오메트릭 점프훈련plyometric jump training, 스트레칭과 근력훈련을 해야 한다. 특히 여성선수는 이러한 훈련으로 햄스트링과 대퇴사두근quadriceps femoris의 사이의 불균형을 교정해주어야 한다. 그리고 점프훈련을 할 때 대퇴사두근과 족저굴곡근

• 플라이오메트릭 점프훈련

근육을 빠르게 편심성 수축시킨 후 강력한 동심성 수축을 유도하는 것으로 탄력적인 반동에너지를 이용하는 훈련.
박스점핑, 호핑, 줄넘기, 사이드 스템 등이 있다.

plantaflexor muscles의 강화를 염두에 두어야한다. 점프를 능숙하게 할 수 있는 선수, 센터, 무릎통증이 있는 선수는 점프훈련시간을 줄이고 다른 상체기술의 습득에 더 신경 쓰도록 한다.

5. 슬개건염 *Jumper's knee*

슬개건염 jumper's knee는 무릎에 과도한 자극이 지속적으로 가해짐으로 인해 조직의 미세손상이나 퇴화가 특징인 무릎의 대표적인 과사용 증후군이다. 이 질환은 염증을 동반하면서 확률이 희박하긴 하지만 완전한 파열로 발전할 수 있다(Ferretti, 1986; Cook et al., 1997). 많이 발생하는 증상은 점프와 착지 시 함께 무릎 앞에서 느껴지는 통증, 운동참가 후의 둔한 통증인데 만성화된 경우에서는 손상부위에서 압통점이 있으면서 활동과 안정 시에 지속적인 통증이 발생한다. Jumper's knee는 점프하는 운동(예를 들면 농구, 배구, 축구)과 무거운 것을 드는 운동, 사이클에서 종종 발견된다. 즉 점프를 아주 높이 하려고 하는 운동선수와 스키점프에서 착지할 때처럼 무릎굴곡을 많이 할 때 발생한다. 예를 들면 스키점프의 도약 시 무릎에 편심성 부하 eccentric loading가 걸려서 무릎이 외번염좌 상태가 되면 이것이 슬개건 병변을 초래한다고 하였다. 즉 슬개건에 작용하는 과부하는 jumper's knee를 악화시키는 인자로 작용한다. 일반적으로 점프 훈련의 양이 많아지면 증상은 더 나빠진다. 딱딱한 바닥에서 운동하는 배구선수에게 더 많이 발생한다. 부드러운 모래에서 운동하는 비치발리볼 선수는 슬개건 병변의 증상이 적다. 센터는 다른 포지션 선수보다 jumper's knee가 많이 발생하지만 왜 어떤 운동선수는 증상이 나타나고 어떤 선수는 증상이 없는지에 대한 이유는 잘 알려져 있지 않다. 슬개골의 부종과 건섬유의 미세한 파열로 슬개골과 그주위 슬개건 부착부위에 압통이 신전상태에서 심해지는 특징이 있다. 점프와 착지시 함께 무

• 등척성 운동

근섬유의 길이 변화없이 정적인 힘만 증가하는 것.
관절이 움직이지 않음.

• 등장성 운동

근력이 유지 되면서 근섬유 길이가 변화, 관절이 움직임.

• 동심성 운동

근육의 길이가 짧아지는 운동. 무릎의 굴곡시 대퇴이두근, 반막양근, 반건양근에서 발생한다.

• 편심성(신장성) 운동

근육의 길이가 길어지는 운동. 무릎을 굴곡시 대퇴사두근에서 발생한다. 동심성 운동에 비해 건(tendon)을 강화시킨다.
재활 후기에 사용한다.

릎 앞에서 느껴지는 통증, 운동참가 후의 둔한 통증인데 만성화된 경우에서는 손상부위에서 압통점이 있으면서 활동과 안정 시에 지속적인 통증이 발생한다. 점프시의 충격은 대퇴사두근→슬개골→슬개인대→경골로 흡수된다. 이때 슬개골하단에 충격이 강하게 집중되면 발생한다. 슬개건의 생검검사의 조직학적 소견을 살펴보면 인대의 섬유화와 퇴행적 변화가 발견된다. 이것은 특히 뼈와 인대가 만나는 부분에서 더 특징적이다. 정상인 교원섬유 다발이 와해되고 건세포tenocyte의 형태가 변화된다. 인대에 과부하가 작용하면 건세포의 지연사tenocyte apoptosis가 유발된다. 그렇지만 아직까지 과부하와 지속적인 병리변화사이의 관계는 불분명하다. 최근 초음파소견에 의하면 퇴행성변화가 있는 인대부위의 혈관신생이 증상의 발현과 관련이 있다고 한다. 하지만 이러한 혈관 신생이 있음에도 인대의 구조적인 퇴행성 변화가 생긴 곳에서는 염증세포가 없다는 것이 밝혀졌다. 즉 이 질환은 종종 건염으로 표현되지만 다른 연구에서는 조직학적 검사에서 염증세포가 없기 때문에 건병증tendonosis이 더 맞는 표현이라고 하겠다.

Ferretti(1986)의 연구에 따르면 처음 예상과는 반대로 jumper's knee의 발병에 있어서 외재적인 요인이 내재적인 요인보다 더 중요하고 이를 예방하는데 노력을 기울여야 한다고 하였다. Jumper's knee의 예방을 위해서 훈련 후에는 항상 대퇴사두근의 스트레칭을 실시하고 대퇴사두근의 통증부위에 냉찜질을 15분정도 넓게 한다. O자나 X자 다리는 패드로 보정하고 훈련시 충격흡수패드를 사용한다. 대퇴사두근, 햄스트링, 내전근, 둔부주위근을 강화한다. 아킬레스 건병변이 있는 선수가 편심성운동치료therapeutic eccentric exercise protocols를 받아서 효과가 있는 경우 신생혈관이 사라지는 것이 관찰되었지만 아직 슬개건병변에서는 보고된 바는 없다.

1) 슬개골불안검사

슬관절을 20-30도 굴곡시킨 후 슬개골을 외측으로 민다. 이때 환자가 탈구될 것 같은 불안감을 느끼면 양성이다. 여자에서 흔하며 슬개골이 미끄러지거나 외측으로 이동하는 느낌을 호소한다.

6. 반월상 연골손상

내측반월상연골 손상이 외측 반월상연골의 손상보다 5배 정도 더 흔하다. 내측반월상연골이 외측보다 크고 이동성이 적어 무릎을 움직일 때 뼈 사이에 반월상 연골이 끼어서 손상되기 쉽다. 대개 연골판의 손상은 내측 측부인대 염좌와 관련된 무릎의 강한 굴곡 시에 발생한다. 증상은 신전이 제한되고 동작시 안정성을 잃고 갑자기 무력해지는 현상이 있다. 심한경우에는 무릎의 골곡후 신전시 반월상 연골이 관절에 끼어서 신전할 수 없는 경우도 있다. 무릎의 굴신시 이상한 파열음이 나기도한다. 특정동작으로는 오리걸음이나 토끼뜀을 하지 못한다. 그리고 이 동작은 이러한 증상을 유발시킬 뿐만 아니라 증상을 악화시켜서 피하는 것이 좋다. 시일이 경과하면 대퇴사두근 위축을 동반한다. 특히 내측광근vastus medialis의 위축이 현저하다. 연골을 최대한 보존하는 방법이 골관절염으로의 진행을 줄여준다. 반월상 연골부위로는 혈액공급이 직접되지않고 확산들을 통해 주위 조직으로부터 영양과 산소를 공급받기 때문에 손상이 되면 거의 스스로 회복되지 않는다. 따라서 운동을 계속하기를 원하는 선수는 수술을 해야 한다. 반월상 연골의 손상은 찢어진 모양에 따라 "물통 고리(bucket handle)", "수평(horizontal)", "앵무새 부리(parrot beuk)" 등으로 불린다.

1) 반월상연골의 검사

(1) McMurray검사

내측 반월상연골을 검사하기위해서는 우선 환자를 눕히고 무릎을 완전히 구부린 자세에서 한손으로 내측 관절면을 촉지하고 다른 한손

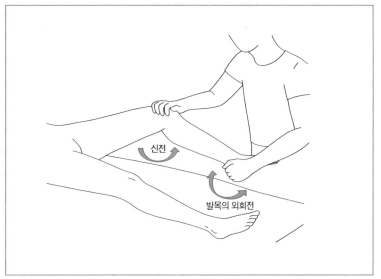

그림 4. McMurray검사 내측반월상연골의 검사

으로 발목을 잡고 외회전을 시키면서 무릎을 신전 시킨다. 촉지한 손
에 걸리는 느낌이나 환자가 통증을 호소하면 양성반응이다. 외측 관절
면을 촉지한 상태로 내회전과 무릎을 신전시키면 외측 반월상연골을
검사할 수 있다(그림 4).

(2) Apley검사

환자를 엎드리게 하고 무릎을 90도 구부린다. 환자의 대퇴를 검사
자의 무릎으로 누르는 힘을 가하고 손으로 발을 잡고 경골을 돌려가면
서 아래로 힘을 가한다. 이때 통증이 있으면 반월상 연골 손상의 양성
반응이다. 반대로 발을 위로 올리면서 검사하여 통증이 있으면 측부인
대의 손상을 의미한다(그림 5).

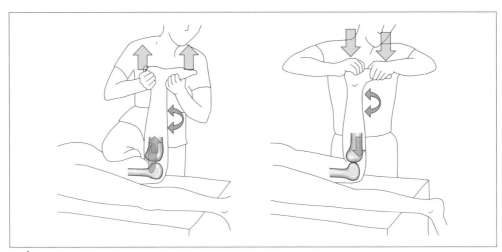

그림 5. Apley검사

7. 십자인대손상

십자인대 중에서 주로 전십자인대의 손상이 흔하다. 전십자인대 손상ACL injury은 여러 가지 상황에서 발생하는데 접촉 손상과 비접촉 손상으로 나눌 수 있다. 접촉손상은 몸 싸움이 많은 축구, 레슬링, 유도 등의 종목에서 많이 발생하는데, 내측측부인대, 반월상 연골판 등이 같이 직접적인 손상을 받는 것이다. 비접촉손상의 경우는 착지, 갑작스러운 방향 전환, 감속 및 정지등의 동작에서 발생한다. Ferretti (1990) 등은 배구에서 전십자인대파열은 무릎을 과사용한 경우에 많이 발생하고, 외상적으로 인한 파열보다 많다고 하였다. 이러한 배구에서의 결과가 유소년 스포츠의 무릎손상에서도 유사하게 보고되었고, 농구, 축구 등의 스포츠에서 점프와 빠른 정지와 방향 전환 시에 발생하는 전방십자인대손상에 대한 연구에서도 보고되었다(Harmon & Ireland, 2000; Gwinn et al., 2000). Griffin(2000) 등은 비슷한 조건에서 전방십자인대손상을 입을 확률은 여성이 남성에 비해서 높다고 하였

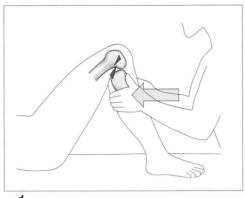

그림 6. 후방십자인대의 검사

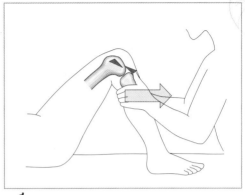

그림 7. 전방십자인대의 검사

다. 하지만 완전한 전방십자인대손상의 비율은 남성이 더 높았다고 하였다. 전십자인대손상에 있어서 여성은 비접촉인 상황에서 많고, 남성은 신체접촉인 상황에서 더 많다는 보고가 있다. 전십자인대를 손상당한 선수는 뭔가 부러지거나 무언가 나갔다가 들어온 것 같다는 표현을 한다. 만성인 경우에는 반월상 연골 손상을 합병하기 쉽다. 성별에 따른 해부학적 구조적 차이, 인대의 크기, 관절의 크기, 체중 등이 여성의 전십자인대손상의 높은 빈도의 원인으로 추측된다. 하지만 일반적으로 전십자인대 손상을 줄이기 위해서는 내재적인 요인보다는 외재적인 요인에 대해서 노력을 기울이는 것이 더 중요하다. 외재요인에는 근력과 컨디션, 경험, 기술, 착지기술 등이 있다(Harmon & Ireland, 2000). 평소에 슬굴근군의 강화로 경골의 전방이동을 방지한다. 신경근 훈련Neuromuscular training program은 여성에 있어서 전방십자인대손상을 줄이는데 어느 정도의 효과가 있다.

후방십자인대손상은 넘어져서 무릎을 부딪쳤을 때 손상된다. 누워서 고관절과 슬관절을 90도 하면 경골이 뒤로 함몰된다. 진찰 상 후방십자인대는 활액막 외부에 있어서 부종은 경미하다.

8. 오스굿 – 쉴라터병 *Osgood-Schlatter disease*

경골결절부에 동통과 부종이 있는 증상. 10-16세의 발육기 소년에
많이 나타나는 과사용장애로 경골결절부의 골단판이 손상되어 육안
으로도 돌출소견을 확인할 수 있다. 근육이나 인대의 성장보다 뼈가
자라는 속도가 빠를 때 생긴다. 점프나 러닝을 반복하는 선수, O자나
X자 다리를 가진 선수가 발생률이 높다. 초기에는 통증부위에 15분간
3주정도의 냉짐질을 하며 인대부위의 압박테이핑을 한다. 예방을 위
해서는 O자형이나 X자형다리 교정을 위한 발패드를 사용하고 오스굿
벨트도 효과적이다. X-ray상 뼈조각이 슬개건의 작용을 방해하는 경우
는 제거한다(그림 8).

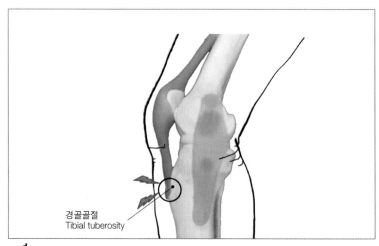

경골골절
Tibial tuberosity

그림 8. 오스굿 - 쉴라터병

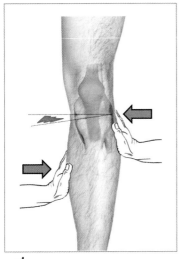
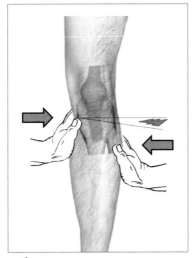

그림 9. 왼발의 내측 측부인대 검사　　　　그림 10. 왼발의 외측 측부인대 검사

9. 측부인대손상

　측부인대손상은 주로 내측측부인대손상의 경우가 많고 외측 측부 인
대손상은 드물다. 굴곡된 슬관절에 외번력이 가해져서 생기는 손상으
로 특히 스키 활강 중에 빈발한다. 측부인대가 손상을 입으면 슬관적 내
측에 통증과 부종이 있다. 십자인대와 반월상 연골의 손상이 동반되기
도 한다. 측부인대의 염좌시 국소의 냉찜질과 초음파요법 대퇴사두근
과 스트링의 강화요법을 시행한다. 보통 회복에는 3주정도가 소요된다.

10. 슬개대퇴증후군

　대퇴골과 슬개골 관절면의 비정상적 과도한 접촉으로 슬개골 하부

관절연골의 변화가 온 것으로 장기간 지속되면 슬개연골연화증이 발생한다. 슬부의 굴곡과 신전을 요하는 운동 후에 발생하고 여자에게 빈발한다. 무릎을 구부리고 있으면 경직되고 불쾌감이 있고 무릎이 삐걱거리는 느낌을 받는다. 장시간 앉았다가 일어날 때 아프다 계단을 내려갈 때나 언덕을 달리면 아프다. 무릎을 모으고 서서 앞에서 보면 슬개골이 마주보는 듯하다. 내측광근 혹은 대퇴사두근의 약화로 인해 악화된다. 치료는 특히 내측광근을 치료및 강화시키는 것이 치료후 재발방지에 도움이 된다. 슬개골을 내측으로 활주 시킨 상태에서 테이핑을 시행하면 대개는 통증이 감소된다.

11. 장경대 마찰 증후군

장경대는 골반뼈의 바깥쪽 가장자리에서 시작하여 다리의 외측을 따라 내려가서 무릎의 바깥쪽을 지나 경골의 바깥쪽 위에 부착되는 두터운 건 조직으로 무릎의 안정성을 증가시킨다. 이 조직의 염증은 무릎관절의 바깥쪽 마찰이 일어나는 부위에서 생긴다. 종종 바로 아래에 놓인 활액낭도 영향을 받는다. 달리기선수에서 흔히 발생하여 'Runner's Knee'로 불린다. 진찰 상 대퇴골 외측상과부위에 압통이 있으면 염발음이 느껴지기도 한다

12. 무릎의 훈련강도 조절 훈련법

Jumper's knee 에대한 훈련량과 훈련바닥면의 영향을 고려해보면, 딱딱한 바닥에서의 훈련량을 줄이는 것이 좋다. 슬개건의 재생능력을 벗어난 무릎의 신전기전에 과부하가 걸리면 jumper's knee를 유발할 수 있다. 슬개건 병변을 악화시키는 인자는 젊고 재능있는 선수가 유

소년에서 장년기가 되면서 꽤 높아진다. 재능있는 젊은 선수는 비교적 안전한 훈련환경(예를들면 1주일에 2,3일정도 연습, 웨이트 훈련을 하지 않는것)에서 매일 훈련을 하고 체계적인 웨이트 훈련을 하는 학교나 클럽에서 운동하게 된다. 물론 이를 통해 이들은 뛰어난 점프능력을 가지게 된다. 그러나 이것은 급격한 근력과 근육량 그리고 훈련강도의 급격한 증가를 초래하게 되어 무릎전방의 통증을 악화시킬 수 있다.

13. 무릎의 재활 *Rehabilitation*

편심성 운동Eccentric training protocols 중에서 특별히 decline squats를 사용하는 것은 슬개건병변을 치료하는데 효과적이다. 무릎 신근의 편심성 운동은 슬개건 병변으로 부터 무릎 전방 통증과 관련된 운동을 효과적으로 예방할 수 있다. 하지만 시즌중 배구선수의 jumper's knee의 증상을 치료하는데는 대퇴사두근의 편심성 훈련이 그렇게 효과적이지 않다. 배구선수에서 중심약화는 하지의 기능적 불균형을 초래하는 무릎 전방부위통증을 악화시키는 요인이다. 결국 jumper's knee를 치료할 때, 증상이 없어질 때까지 재활하는 것이 중요하다. 충분히 재활이 되기 전까지 복귀하지 않도록 한다. 그래야만 부상재발 방지가 되고 만성화의 위험을 줄일 수 있다. 무릎 보호대 착용은 아직까지 무릎부상의 예방과 치료에 효과적이라는 뚜렷한 증거는 없지만 그 유용성이 있다고 보인다.

TIP

무릎의 손상은 주로 반복적인 충격과 염좌에 의해서 많이 발생하고 대퇴근육의 약화로 인한 무릎관절의 불안정성이 증가하여 발생한다. 급성 손상은 부종과 발열을 동반하는데 이때는 냉찜질과 안정을 유지해야한다. 무릎의 탈구가 의심되는 외형의 심한 변형의 경우에는 와동맥과 비골신경의 손상가능성이 있기 때문에 응급처치 후 응급수술을 요한다. 무릎주위의 부종은 양측안과 위중에서 잘 관찰할 수 있고 부종이 진행되면 굴곡과 신전에 제한이 생긴다. 부종은 주로 삼음교, 족삼리 태충등의 하퇴의 혈을 자침하여주고 무릎관절 주위 혈에 부항을 시술하여준다. 이때 무릎측면주위의 인대부위는 피하는 것이 좋고 특히 무릎후면의 슬와동정맥부위의 위중혈은 조심한다. 만성적인 통증에 부종과 발열이 없는 경우에는 구법을 병행한다.

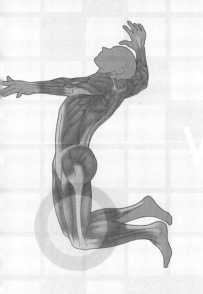

Volley Ball

03 발목관절

Chapter + + +

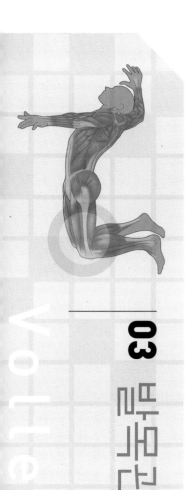

03 발목관절
-스포츠 손상 치료

Volley Ball

1. 해부학적 구조

발목은 발가락을 움직이는 인대와 혈관 신경이 지나는 부위로 여러 방향에서 인대가 발목주위를 단단히 감싸고 있다. 발목의 경첩관절은 경골Tibia과 비골fibula 그리고 거골talus로 구성되어있다. 이 경첩관절로는 앞뒤방향의 굴곡과 신전운동만 가능하다. 이 관절에서 발목의 외측에서 전거비인대anterior talofibular ligament, 후거비인대posterior talofibular ligament 그리고 종비골인대calcaneofibular ligament가 비골과 거골을 단단히 잡아 주고 있다. 내측에서는 삼각인대deltoid ligament가 경골과 거골을 단단히 잡아주고 있다. 또한 경골과 비골은 전·후경비골 인대에 의해 지지되고 있다. 발목에서의 외번eversion, 내번inversion은 거골talus과 종골calcaneous이 이루는 거골하 관절에서 이루어진다. 내측의 삼각인대deltoid ligament는 발의 과도한 외번eversion을 막아준다. 발목표면에서 관찰해보면 전방에 가장 특징적으로 보이는 인대는 발가락을 배측 굴곡시키는 장지신근extensor digitorum longus 장무지신근extensor hallucis longus의 인대가 발등 쪽에 잘 보인다. 그리고 발목부위에서 장무지신근 인대의 보다 안쪽으로 전경골근Tibialis anterior m.의 인대가 보인다. 후방에는 아킬레스건이라고 불리는 비복근gastrocnemius과 가자미근 soleus의 인대가 잘 보인다. 내측에는 전경골근의 인대와 내과의 후방 쪽에서 후경골근Tibialis posterior의 인대가 보인다. 이 안쪽으로 꽉 누르면 후경골동맥posteroir tibial artery이 지나가는 것을 알 수 있다. 후경골동맥과 같이 경골신경 tibial nerve이 지나간다. 외측에서는 하퇴에서 내려온 비골근 peroneus의 인대가 외과의 뒤쪽을 감싸며 지나간다(그림 11, 12).

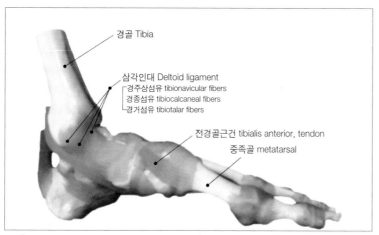

경골 Tibia

삼각인대 Deltoid ligament
┌경주상섬유 tibionavicular fibers
│경종섬유 tibiocalcaneal fibers
└경거섬유 tibiotalar fibers

전경골근건 tibialis anterior, tendon

중족골 metatarsal

그림 11. 왼발 안쪽면

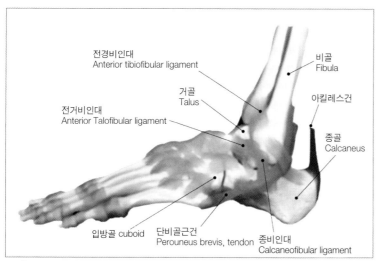

전경비인대
Anterior tibiofibular ligament

비골
Fibula

거골
Talus

아킬레스건

전거비인대
Anterior Talofibular ligament

종골
Calcaneus

입방골 cuboid

단비골근건
Perouneus brevis, tendon

종비인대
Calcaneofibular ligament

그림 12. 왼발 바깥면

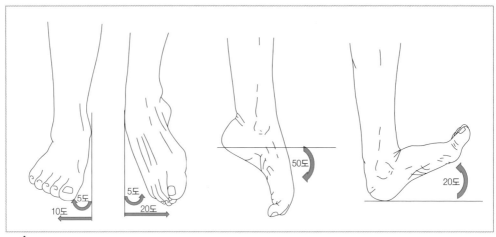

그림 13. 외전과 외번   내전과 내번   족저굴곡과 배측굴곡

2. 발목 관절의 정상관절가동범위
Range of Motion, R.O.M.

① 배측굴곡 20도
② 족저굴곡 50도
③ 내번 5도, 내전 20도
④ 외번 5도, 외전 10도(그림 13)

3. 배구경기에서 발목부상의 원인

　대부분의 발목염좌는 80%이상이 발목 염좌를 당했던 선수의 재발인 경우다. 선수가 이미 발목의 내번염좌가 있는 경우는 6개월에서 12개월 안에 재부상을 당할 확률이 부상이 없는 선수에 비해 10배 높다. Bahr 등은 훈련 중보다 경기 중에 발목부상을 많이 당하고 발목부상은 성별, 연령, 경력, 기술습득도와는 상관이 없이 발생한다고 하였다. 또한 훈련정도와 발목부상과도 상관관계가 없다고 하였다. 발목부상은 네트주위에서 발생하고 내번염좌가 많은데 이것은 스파이크나 브로킹 후 착지 시 상대방 선수와의 충돌 혹은 동료와의 충돌의 결과이다. 공격수가 네트에 너무 가깝고 낮게 점프를 하면 그 움직임의 궤적은 중앙선을 침범하게 된다. 블로커는 전술상의 이유로 공격수보다 점프를 늦게 하는데 만약 공격수가 네트아래의 충돌이 잦은 지역에 먼저 발을 착지하면 블로커는 그 공격수의 발을 밟게 된다. 또한 블로커는 동료의 발을 밟게 되어 부상당하는 경우도 많이 있다. 즉 센터와 측면 공격수는 발목부상의 위험에 가장 노출이 많이 되어있고 세터와 수비수는 비교적 덜 한 편이다. 비치발리볼은 경기 중 자기편이나 상대방 선수의 발을 밟을 위험이 적고, 실내경기장의 바닥보다 부드럽기 때문에 실내배구보다 비치발리볼에서 발목의 내번염좌가 훨씬 적게 발생한다(Aagaard et al. 1997).

4. 배구경기에서 발목부상의 방지 대책

배구경기에서 중앙선침범반칙netline violation을 엄격하게 적용하면 네트아래 중앙선에서 많이 발생하는 발목 충돌에 의한 부상을 줄일 수 있다. 팀에서는 평소에 균형대balance board 훈련(ankle disc)을 시행하고 이를 평가한다. 훈련은 콘크리트나 리놀륨(합성마루재)이 아닌 모래나 목재 혹은 합성표면에서 하도록 하고, 바닥면이 갈라지거나 패인 곳이 없도록 점검한다. 발목 염좌를 가진 선수는 경기 전에 재활을 완벽히 받아야 한다. 심한 염좌가 있는 선수는 적당한 정형보조기를 적어도 6개월에서 12개월까지는 착용해야 한다. 또한 발목상태가 불안정한 선수는 경기나 훈련 중에 테이핑과 보조기를 착용해야 한다. 일반적으로 보조기가 테이핑보다 더 효과적이고 편리하고 경기력에 지장을 주지 않는다고 알려져 있다. 특히 블로킹을 주로 하는 센터는 보조기나 테이핑을 꼭 해야 한다. 발목지지는 족저굴곡과 내번을 제한하게 된다. 테이핑과 발목지지대는 발목인대손상의 재활과 치료과정에서 고려되어야 한다. 이것은 유소년기의 발목손상을 방지하는데 더욱 유용하다. Bahr(1997) 등은 이러한 방지대책을 4가지로 제시하였다.

① 엄격한 중앙선침범반칙netline violation 적용
네트 근처에서 점프후의 착지 시 상대편의 발에 충돌을 방지하는데 목적이 있다.

② 발목 테이핑과 보조기착용
부상재발방지에 가장 효과적인 방법이다.

③ Ankle disc training(균형판 훈련)
이것은 부상을 당했던 선수가 착지할 때 발의 위치를 알게 하는 것

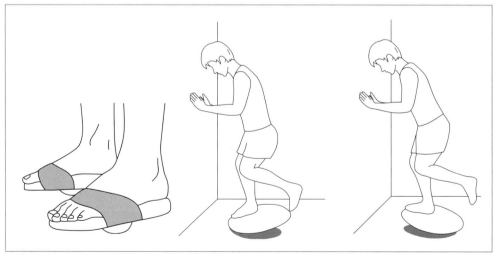

그림 14. 균형유지 신발   균형판을 이용한 훈련자세

과 발목인대를 강화하는데 목적이 있다. 이 훈련을 통해 선수의 발목이 불안정한 것을 개선시켜준다(Tropp et al 1985). 이미 발목 부상이 있는 선수가 이 훈련을 준비운동으로 했을 때 효과적으로 발목의 내번염좌를 줄여준다(Verhagen E, 2004)(그림 14).

④ 공격과 블로킹시의 점프와 착지동작에서의 특별한 기술
브로커들의 동료선수와의 충돌을 줄이기 위해서는 일인 블로킹과 이인 블로킹을 할 때 옆으로의 이동을 줄이고 적당한 도약을 한다. 공격수는 네트에 가깝게 뛸 때 마지막 스텝을 빠르고 길게 하도록 하여 점프의 궤적이 중앙선을 침범하지 않도록 하여 상대방 선수와 충돌할 위험을 줄인다.

5. 발목염좌 *Ankie sprains*

발목부상은 대부분 측부인대lateral ligament의 염좌이다 이것은 배구를 포함한 스포츠에서 가장 흔한 손상이다. 발목염좌는 발목 관절을 단단히 해주는 하나 또는 그 이상의 인대의 신전, 열상, 또는 완전한 파열을 말한다.
해부학적 구조상 내번염좌가 가장 흔한 형태로 발목의 바깥쪽이 안쪽으로 밀릴 때 발생한다. 이때 가장 흔히 손상되는 인대는 전거비인대anterior talofibular ligament이다. 유아에서는 비골 끝의 파열도 흔하다. 약 20%에서 동시에 종비인대calcaneofibular ligament도 같이 다친다. 외번염좌는 드물게 발생하는데 내측의 삼각 인대는 손상되어도 완전 파열이 되는 경우는 드물다. 주로 강한 충돌시 발생한다. 다른 염좌처럼 발목염좌도 심한 정도에 따라 1도, 2도, 3도로 나누어진다. 1도의 손상은 압통이 있으나 움직임에 제한이 없다. 관절 움직임에 힘을 가하여 움직이면 약간의 통증이 있다. 2도의 손상에서는 보통의 움직임에서

도 통증이 있으며 해당부위에 부종이 있다. 3도의 손상은 부상직후부터 관절의 움직임에 제한이 심하고 부종도 매우 심하다. 발목 관절은 어느 방향으로도 심한 통증이 있으며 관절이 불안정하다. 일단 발목 염좌가 발생하면 즉시 RICE법을 실시하고 초기 24~48시간은 냉찜질을 하고 부종과 통증이 감소하면 이후 온열요법을 사용한다. 1-2일정도 목발을 사용하는 것이 좋다. 보통 2-3주의 회복기간이 소요된다. 부상이 발생한 이후에는 회복이 되어도 활동량이 많은 동작이나 운동경기를 할 때는 테이핑이나 보조기를 착용해야 한다.

6. 피로골절

피로골절은 반복적으로 약한 충격을 지속적으로 받는 뼈에서 생기는 미세골절이다. 모든 피로 골절의 95%는 하지에서 생기고 특히 하퇴, 발에서 더 흔하다. 발에서 가장 위험도가 높은 뼈는 주상골navicular bone, 중족골metatarsal bone 등이며 그중에서 중족골에서의 피로골절이 가장 흔하다. 특히 제2중족골의 피로골절은 달리거나 반복적인 점프 동작에서 발생한다. 피로골절이 발생하면 체중 부하가 없는 심폐운동을 실시한다. 즉 수중운동, 고정식 자전거 운동 등을 2-4주정도 실시한다. 두 가지 이상의 피로골절을 동반한 경우는 깁스를 하는 것이 좋다. 경우에 따라서는 수술이 필요하다.

7. 아킬레스건의 손상

과도한 러닝과 과도한 족배굴곡으로 발생하는 아킬레스건염이 있다. 통증은 운동 중에는 감소하고 운동 후 몇 시간 후에 심해지고 아침에 심한 통증과 강직이 있다. 보통 6주정도의 회복기간이 걸린다. 통증이 있는 경우에는 냉찜질을 한다. 이 건의 부하를 줄이기 위해 약간의 뒷 굽이 있는 신발을 신고 천천히 걷고 단계적 스트레칭을 한다. 중고령층에서는 낭포성 변화를 일으키는 경우도 있다. 아킬레스건은 건초가 없고 결합 조직 속을 지나게 되는데 이 주위조직의 염증이 발생할 수 있다. 평소에 너무 굽이 낮은 신발을 신거나, 딱딱한 런닝화, 오르막의 과도한 런닝을 할 때 발생한다. 발생하면 일단 안정을 취하고 냉찜질을 하고 단계적 스트레칭을 한다. 단순 건염은 아침 통증은 적으나 활동을 하면 심해진다. 종종 아킬레스건이 파열되는 경우가 있는데, 이 경우는 부분적인 파열과 완전한 파열을 구분해야한다. 그 방법은 환자를 눕히고 종아리부위를 무릎 쪽으로 압박할 때 발목이 족저굴곡이 안 되면 완전파열이다. 이 경우는 발바닥 전체로 끄는 듯 걸을 수 있으나 발뒤꿈치를 들고 걷는 동작을 할 수가 없다. 이러한 경우는 수술을 해야 한다.

8. 발목의 이단성 골관절염(유리체)
Osteochondritis dissecans

운동을 하는 동안 발목의 지속적인 비틀기와 회전 동작은 중족골들의 사이의 마찰이 증가하게 된다. 특히 하퇴부의 주된 뼈인 경골과 거골talus 사이에서 문제가 많이 발생하는데 잦은 마찰로 인해 거골에 작은 홈이 생기게 되고, 그 주위에 뼈와 연골조각이 생기게 된다. 스트레스가 계속되면 뼈와 연골은 깨져서 관절 안으로 떨어져 나오게 된다. 이렇게 되면 만성적인 통증이 발생하고 간혹 깨진 뼈과 연골 조각 때문에 격렬한 통증이 발생하기도 한다.

9. 족저근막염
Plantar Fascitis

이 질환은 선수뿐만 아니라 일반인에게도 매우 흔한 질환이다. 족저근막은 발바닥의 종아치의 길이 방향을 따라 주행하는 두꺼운 섬유조직으로 발의 안정성과 발바닥의 종아치acrh를 유지시켜준다. 통증부위는 뒤꿈치의 앞내측으로 이곳은 근막이 종골에 붙는 자리이다. 이부위에 염증이 생기면 쉽게 잘 낫지 않는데 염증이 더 오래 지속될수록 근막이 발꿈치 뼈에 부착되는 부위에 골극bony spur이 생길 가능성이 증가한다. 이 통증의 발생원인은 다양하다. 하지길이의 차이, 발바닥 아치의 손상, 거골하 관절의 과도한 내전 및 내번, 종아리의 유연성 저하, 비복근과 가자미근의 과도한 긴장이 단독으로 또는 복합적으로 작용한다. 점차 통증은 중앙부로 이동하게 되고 아침에 일어나서 처음 발을 디딜 때, 오래 앉은 후 일어 설 때 통증이 제일 심하다. 발꿈치 패드heel pad는 이 질환의 예방 및 치료에 중요한 요소이다. 평소에도 맨발보다는 부드러운 발보조기를 신어야 한다. 매일 아킬레스건의 스트레칭실시하고 엄지발가락을 배측굴곡 해준다. 이는 하루에 5-10회 20초 정도 실시한다.

10. 건염 *Tendinitis*

족부 굴곡근과 신전근 건염은 발가락을 신전시키거나 굴곡시키는 건의 염증을 말하는데, 이런 건들을 하지의 근육에서 시작하여 발목을 거쳐 발끝을 따라 주행한다. 후종골 활액낭염retrocalcareal bursitis은 꽉 끼는 하이힐을 신는 여성에서 흔하다. 내적인 원인은 특이하게 생긴 종골, 평발, 높은 아치 상태의 발등이 있고 외적인 원인으로는 하이힐을 신거나 스포츠화가 이 부위에 압력을 가할 경우 악화될 수 있다. 후

경골건염posterior tibial tendinitis은 후경골근에서 발의 내측부분으로 경골의 뒤를 따라 내려가는 건의 염증이다. 건은 좁은 건초 내로 지나는데, 염증반응은 유착을 유발하게 된다. 운동선수의 경우 이런 통증은 적절한 달리기 자세를 억제하고, 강한 발 딛기를 요하는 동작을 하기가 어렵다. 이런한 건염들이 발생하면 적절한 테이핑으로 문제가 생긴 건의 긴장을 제거해주고 침치료나 물리치료등을 통해 염증을 치료한다. 보통 건염은 2주내에 호전되는데 치료시기가 늦어지면 좀 더 장기간의 치료가 필요하게 될 수 도 있다. 건염의 만성화는 건이 점차로 두꺼워지는 변화가 생김으로 빠른 시일 내에 치료해야 한다. 그리고 건염이 발생하게 되면 격렬한 신체활동은 피해야하지만 가벼운 동작을 통해 건 유착이나 근육위축을 방지해야 한다.

11. 골절

항상 발목 염좌시 그 부위에 골절 여부를 확인해야 한다. 발목외과의 골절은 즉각적이고 심한 부종을 야기한다. 대부분은 외과쪽의 비골골두 부분의 골절이 많이 있다. 골연골 골절은 발목염좌시 거골 위부분의 부분적인 뼈가 박리되는 것으로 발작적인 관절의 신전이 제한된다. 깁스를 6주정도 시행한다. 이후에도 뼈 조각의 박리가 있으면 수술을 하는 것이 좋다.

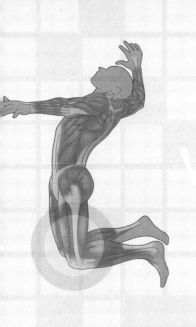

Volley Ball

04 어깨관절

Chapter +++

04 어깨관절 -스포츠손상치료

Volley Ball

1. 해부학적 구조

어깨 관절은 3개의 주된 운동축과 3도의 운동 자유도를 갖는 모든 인체의 관절 중에서 가장 움직임이 큰 관절로 다양한 근육들이 그 안정성을 높힐 수 있도록 여러 방향으로 부착되어 있다. 특히 회전근개 rotator cuff라고 하는 근육이 그 안정성을 확보하고 있다. 회전근개는 극상근supraspinatus, 견갑하근subscapularis, 극하근infraspinatus, 소원근teres minor을 말하는데 이들 근육은 견갑골주위로 비교적 잘 관찰된다. 이런 근육들에 공을 던지는 동작이나 강력한 스파이크 동작 등의 과도한 부하가 가해지면 근육과 건의 손상을 일으키거나 염증을 일으키거나, 근육과 건과 뼈의 마찰을 적게 하는 역할을 하는 활액낭에서 염증이 나타나기도 한다. 상완의 인대중 상완이두근의 장두long head of biceps brachii는 어깨관절 전방에서 촉지 된다. 이 인대는 어깨 관절낭 속을 지나는 인대로 손상받기 쉽다.

견갑골은 깔대기 모양의 구조로 상지에 운동에너지를 전달하기 쉽게 되어있다. 또한 팔을 머리위로 던지는 동작에서 상지가 적당한 위치에 있을 수 있도록 지지면이 되어준다. 하지만 어깨관절의 운동은 단일의 관절에 의해 일어나는 단순한 운동이 아니라, 견갑상완관절 glenohumeral joint, 견쇄관절acromio-clavicular joint, 흉쇄관절sterno-clavicular joint 3개의 해부학적 관절과 견갑흉곽관절, 삼각근하관절(제2견관절)의 2개 생리학적 관절로 이루어진 복수관절의 움직임에 의해 운동이 일어난다. 일반적으로 해부학적 관절은 관절낭에 싸여져 있고, 그 주위를 인대를 통해 과도한 각도의 움직임을 제한하고 있다. 이중에서 견갑상완관절glenohumeral joint은 다양한 움직임을 가능하게 하지만 해부학적으로는 매우 불안정한 구조이다. 견갑상완관절은 견갑골과 상완골두 사이의 동적인 안정성이 있어야 그 기능을 유지하여 배구선수가 스파이크와 서브 같은 동작을 성공적으로 할 수 있게 된다. 삼각근하관절의 운동은 어깨의 굴신, 내외전 회선 등 견관절의 어떠한 운동의 경우에도 움직임이 생기고, 때로는 충돌한다. 이로 인해 삼각근하 관절의 반복된 압박 및 마찰 자극으로 인해서 건판이나 견봉하활액낭의 염증을 일으키는 충돌증후군이 나타날 수 있다. 견갑흉곽관절의 운동은 견갑골과 흉곽 사이의 움직임이고, 어깨를 전후나 상하로 움직일 때, 견갑골이 늑골위를 흘러 통과한다. 격렬한 스파이크 동작등의 반복에 의해 견갑골 내측연의 전거근과 늑골과의 마찰이 강해지면 견갑골 내측연 전측의 기시건부의 염증을 일으키는 동통이 생길 수 있다.

배구선수의 어깨 근육들은 반복적인 스파이크나 서브로 인하여 매우 큰 부하가 가중되는 상황에 노출된다. 또한 외부의 힘이 가해져서 관절에 과도한 충격이 가해지게 되면, 관절낭이나 인대가 염좌상을 입거나, 생리적 관계를 잃어버려 탈구나 아탈구가 발생하게 된다. 배구경기 시즌 전 선수들이 경기력을 끌어올리는 것뿐만아니라 올바른 기술습득, 신체 컨디션조절, 근력과 유연성 훈련은 어깨 부상을 방지하고 대처할 수 있게 한다. 따라서 모든 배구선수는 주로 사용하는 어깨 관절의 근육의 기능과 유연성을 향상시킬 수 있는 운동을 해야한다 (Kugler et al., 1996; Wang st al., 2000)(그림 15~20).

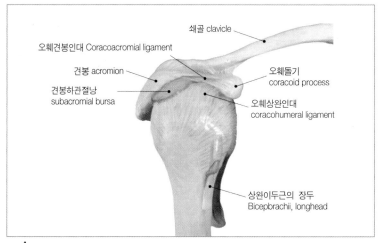

쇄골 clavicle
오훼견봉인대 Coracoacromial ligament
견봉 acromion
견봉하관절낭 subacromial bursa
오훼돌기 coracoid process
오훼상완인대 coracohumeral ligament
상완이두근의 장두 Bicepbrachii, longhead

그림 15. 오른쪽 어깨관절; 삼각근이 제거된 상태

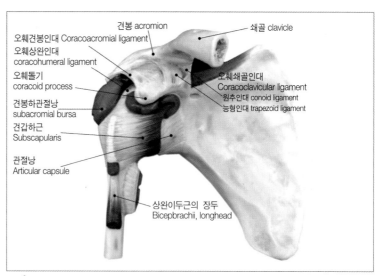

그림 16. 오른쪽 어깨관절앞면; 견갑하근이 제거된 상태

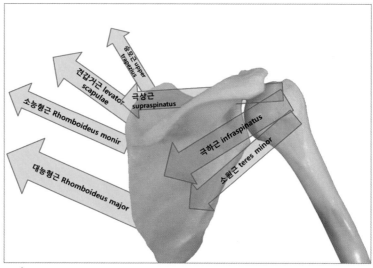

그림 17. 오른쪽 어깨 뒤쪽면; 견갑골주위 근육의 움직임

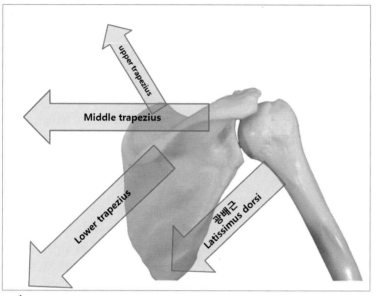

그림 18. 오른쪽 어깨 뒤쪽면; 승모근과 광배근의 움직임

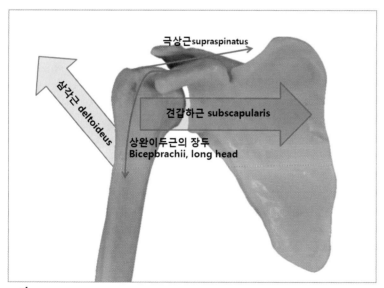

그림 19. 오른쪽 어깨 앞면; 상완을 움직이는 근육

SHOULDER JOINT

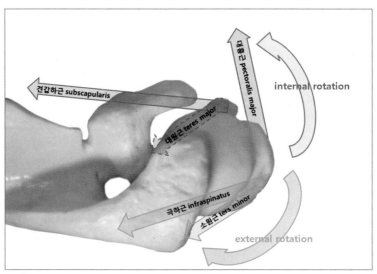

그림 20. 오른쪽 어깨 윗면; 내회전과 외회전의 근육

2. 어깨관절의 정상관절가동범위
Range of Motion R.O.M

① 굴곡/신전= 0-180/0-50도

② 외전/내전= 0-180도

③ 회전/회선= 0-90도

④ 거상/인하= 0-20도/0-10도

⑤ 견갑대의 굴곡/신전= 0-20도/0-20도

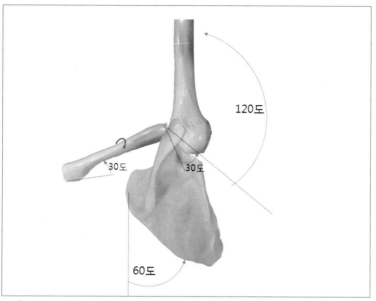

120도

30도

30도

60도

그림 21. 오른 어깨; 관절들의 움직임

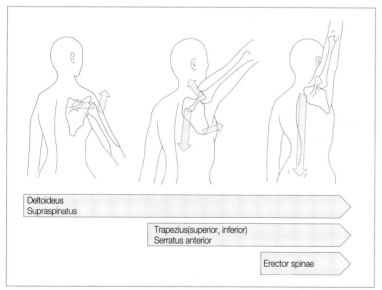

Deltoideus
Supraspinatus

Trapezius(superior, inferior)
Serratus anterior

Erector spinae

그림 22. 상지를 외전시키는 근육

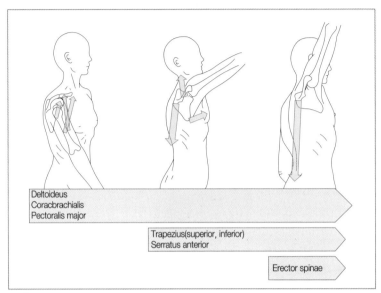

그림 23. 상지를 굴곡시키는 근육

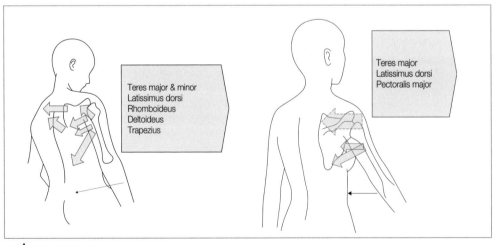

그림 24. 상지를 신전시키는 근육   상지를 내전시키는 근육

3. 배구에서의 어깨부상의 원인

배구에서 어깨통증을 악화시키는 위험인자에 대하여 엄밀히 정의된 것은 없지만 실외에서 볼의 궤적과 배구공의 무게와 환경이 배구선수의 부상에 영향을 줄 수 있다. 성별에 따라서도 여성이 남성보다 증상적으로 불안정성이 악화되기 쉬운 경향이 있다. Burkhart 등은 주로 사용하는 견갑상완관절의 내측회전이 반대측 어깨에서 전체 회전의 10%가 넘는 손상은 어깨통증을 악화시키는 위험인자로 고려되어야한다고 하였다. 또한 어깨통증을 가진 이러한 선수들은 관절 중심의 약화가 있다고 하였다. 그래서 어깨의 이상증상이 있는 선수는 던지는 동작에서 초기에 중심 근육조직에 의해 충분한 힘을 축적하지 못하는데 대한 보상적인 결과로 어깨대shoulder girdle에 과부하를 걸리게 할 수 있다고 하였다. 이러한 보상적인 어깨근육의 과부하가 지속적으로 작용하게 되면 어깨의 병변이 발생하게 된다. 배구선수의 동작중 스파이크는 어깨의 반복적인 자극을 준다. Oka 등은 이 스파이크 동작을 두가지 종류로 나누어 분석하였는데, 배구선수가 견갑상완관절에 부하를 주는 동작인 스파이크나 서브를 할 때 '어느 곳'에 '어떻게' 볼을 접촉하는지를 추측할 수 있다. 힘의 비율(등속성isokinetic 편심성 외회전eccentric external rotation과 동심성 내회전concentric internal rotation)의 측정이 어깨통증의 진행과 부상당한 선수가 다시 복귀할 때를 결정하기 위한 기준으로 사용 가능하지만 변수가 많다.

4. 배구경기에서의 어깨부상의 방지 대책

선수들은 견갑상완관절에 부하가 적게 걸리는 스파이크 기술을 연마한다. 그리고 훈련강도나 훈련양을 줄이는 것은 과도한 어깨사용으로 인한 자극을 줄이고 조직이 회복할 수 있는 기회를 준다. Burkhart

등은 야구선수에서 시즌 중 지속적인 스트레칭을 통해 견갑상완관절의 내회전이 줄어드는 것을 감소 시켰다고 하였다. 이는 배구선수에게도 마찬가지로 적용할 수 있다. 배구선수는 편심 저항 훈련eccentric resistance training을 해야 하는데 이것은 회전근개의 기능, 근력, 인내력을 협조적으로 유지하기 위해 고안된 것이다. 배구선수가 중심근력강화와 안정성 훈련을 하는 것이 중요하다.

Kugler(1996) 등은 배구선수가 주로 사용하는 어깨의 짧아진 배측 관절낭dorsal capsule과 등쪽 근육이 스트레칭이 잘 안된다고 하였다. 이러한 변화는 어깨통증이 있는 선수는 더 뚜렷이 보인다고 하였다. 그래서 모든 선수들은 어깨통증을 예방하고 감소시키기 위해서 짧아진 근육을 충분히 스트레칭하고 관절낭을 고정하는 근육들을 강화시켜야한다.

Wang(2000) 등은 배구선수는 일반적으로 어깨의 외회전력에 비해 내회전력이 발달하는데 이것이 비정상적으로 더 발달되어서 내측의 운동의 범위가 감소되어있는 경우가 많다. 이것은 공격수의 스파이크나 서브시의 반복적인 내회전으로 일어난 현상이다. 그래서 이러한 내회전력과 외회전력의 균형을 유지시켜주는 것과 내회전시의 유연성을 증가시키는 것으로 과사용증후군을 줄 일 수 있다. 공격수와 비치발리볼 선수는 특별히 외회전시의 어깨근력의 강화와 회전근개의 내회전동작의 유연성을 증가시켜야한다. Aagaard(1997) 등은 비치발리볼 선수가 실내배구 선수보다 어깨부상을 더 빈번히 당한다고 하였다. 그 이유는 비치발리볼 선수는 두 명이 하기 때문에 스파이크와 서브횟수가 더 많고 실내 배구보다 예측하기 어려운 위치에서 공을 처리해야 하기 때문이다. 그래서 비치발리볼 선수는 여러 가지 어깨의 회전시 근육에 무리를 주지 않는 스파이크 훈련과 어깨강화훈련을 해야 한다.

어깨통증의 다음 대책은 거의 전부 효과적인 재활에 달려있다. 이러한 재활의 과정은 증상을 가지고 있는 선수에게 정확한 진단을 내리는 것, 그 선수의 증상이 없어질 때까지, 부상이 재발할 수 있는 상태가

아니라는 확신을 위한 생체역학적 분석을 받을 때까지 정상적인 운동
에 복귀하지 않도록 제한하는 것을 모두 포함한다. 던지는 동작의 선
수와 테니스선수의 재활에 필요한 사항이 배구선수에도 적용가능하
다. 어깨뿐만 아니라 목, 상지, 상체를 최대한의 범위로 움직여서 일련
의 저항운동을 조화롭게 한다. 선수는 처음에는 트레이너의 도움을 받
아 침대에 눕거나 엎드려서 그 동작들을 실시한 후 동료와 짝을 이루
어서 실시한다.

5. 상완이두근의 손상

이 손상은 배구선수의 스파이크 동작 또는 공을 머리위로 던지는 동
작을 반복할 때 발생한다. 이 건은 상완골의 홈을 지나 견관절을 통과
하여 관절낭에 부착되어있어 손상을 입기 쉽다. 어깨의 내전과 굴곡
운동시 팔꿈치의 굴곡을 동반하는 동작을 반복하면 다치기 쉽다. 이두
박근 염좌는 이두박근의 근육부위 근섬유가 늘어나거나 찢어지는 것
이다. 이두박근 장두건의 파열은 40세이상의 선수에서 오랜 기간 동안
의 퇴행성 변화로 인하여 완전한 파열에 이르는 경우가 있다. 어린 선
수에게는 건에 가해지는 스트레스의 결과로 염증이 유발된다. 또한 건
염의 반복적인 재발은 건을 약화시켜 파열하게 되는 경우가 있다.

6. SICK scapular syndrome

Kugler(1996) 등은 만성적인 과부하의 결과에 대해 자세히 기술하
였는데 공격수의 어깨 손상에대한 임상적 고찰을 하였다. 특정적인 것
은 많이 사용하는 쪽 견갑골의 하방외측 전위였다. 흥미롭게도 비슷한
신체적 변화가 비슷한 동작을 하는 다른 운동선수에게도 일어났다. 이

러한 현상을 'SICK scapula' 라고 한다(scapular malposition, inferior medial border prominence, coracoid pain and malposition and scapular dyskinesis). SICK scapular는 회전근개의 병리적 변화와 기능적 불안정에 기인하는 어깨 통증과 관련되어 있다. SICK scapular는 견갑상신경장애suprascapular neuropathy를 악화시키고 선수 중 45%에서 발생하는 말초 단발신경병증peripheral mononeuropathy을 유발시킨다. 지속적인 자극을 받는 견갑상 신경을 충분히 견인하여 신경압박을 완화시키려는 결과로 SICK scapular syndrome을 대표하는 증상인 견갑골의 외측전위와 운동장애dyskinesis가 발생한다.

> • 견갑상신경장애
> suprascapular neuropathy
> 견갑신경이 지속적인 자극을 받게 되면 극상근(Supraspinatus), 극하근(Infrasupinatus)이 근력의 약화되고 팔의 외전과 외회전이 약화되며 통증이 있다.

7. 견갑상완관절의 불안정
glenohumeral instability

견갑상완관절인대는 상완 골두의 전방으로 나오지 않게 하여준다. 이 인대는 상 중 하의 세 개의 영역이 있다. 이 인대는 팔을 위로 던지는 동작을 할 때 반복적으로 자극을 받게 된다. 만성적인 반복되는 자극으로 견갑상완인대가 서서히 늘어나게 되고 이 관절의 안정성은 떨어진다. 이 결과로 충돌증후군이 생긴다. Job & Pink(1993)은 어깨의 불안정성이 발생하였을 때 회전근개의 파열에 이르는 단계를 다음과 같이 설명하였다. 우선 반복적인 자극으로 인한 흉부 전방 근육이 약화되면 상완 골두가 전방 아탈구되어 충돌증후군이 발생하게 되고 이 자극이 과도하게 지속되면 회전근개가 파열하게 된다.

8. 회전근개의 손상

이 손상은 운동 시에 통증이 있는데, 특히 외전과 굴곡시 통증이 심

하다. 회전근개 중 가장 손상이 잘되는 부위는 극상근이다. 특히 젊은
층의 극상근건suprapinatus tendon의 손상이 가장 많다. 연령이 더 많아
지면 과사용에 동반된 만성건염은 충돌증후군에 의해 건이 비후되고
석회화된다. 석회화근염은 단순 X-ray사진으로도 감별가능한데 주로
30세에서 60세 사이에 발생하며 외전과 회전운동시 60-120도에서 동
통이 발생한다. 회전근개의 파열도 종종 발생하는데 회전근개가 파열
되면 견관절을 움직일 수 없고 저녁에 통증이 심하여 잠을 잘 수 없다.
파열이 작으면 보존적 치료가 가능하나 대부분 고정하고 완전파열의
경우에는 수술적 치료가 필요하다. Nirschl(1988)는 건염에 의해 천천
히 회전근개가 손상되는 과정을 이렇게 보았다. 극상근건의 편심성 과
부하에 의해 건염이 발생하면 회전근개 근육이 위약해지고 염증이 생
긴다. 때때로 파열을 동반한 영구적인 건의 변화angiofibroblastic
degeneration가 생겨서 상완골두 움직임의 이상과 상완골이 위로 올라
가게 되어 이차 충돌증후군이 발생한다. 충돌증후군은 삼각근하의
점액낭염을 야기시키고 점점 섬유화가 되어 상완골의 대결절의 외골
증exostosis과 미란erosion과 견봉하 외골증이 생겨 결국 견봉의 퇴행성
관절염이 발생한다. 회전근개의 파열의 감별은 손상된 측에 물병 같은
것을 잡게 하고 전완을 내회전시켜 외전시킨다. 파열이 되면 외전을
할 때 힘을 쓸 수 없다. 혹은 외전을 하는 동작에서 천천히 내전시켜본
다. 파열시 천천히 내전하지 못하고 팔을 떨어뜨린다.

> **TIP**
>
> 신근건염(tensile tendinitis)
> 은 상완이두근(biceps brachii),
> 상완삼두근(triceps brachii),
> 대흉근(pectorialis major), 광
> 배근(latissimus dorsi), 대원근
> (teres major)과 소원근(teres
> minor)의 인대에서 발생한다.

9. 어깨충돌증후군 *chronic shoulder pain & impingement*

이 장애는 어깨의 외전이나 굴곡시 견봉과 상완이 충돌하면서 어깨
관절의 오훼견봉coracoacromion 밑으로 연부조직인 회전근개의 근육과
건, 견봉하 활액낭, 이두박근건 등이 반복적으로 끼이게 되어 그 사이
의 활액낭이나 주위의 인대에 염증이 생기거나, 견봉에 골극이 자라서

통증이 발생하는 것이다. 즉 충돌증후군은 견봉하 활액낭과 건의 부종과 출혈을 특징으로 하고 팔을 힘껏 위로 올리는 동작에서 견봉 부위의 통증이 발생한다. 배구선수중 공격수는 반복적인 스파이크동작으로 충돌증후군이 많이 발생한다(Ticker 1995). 스파이크와 같이 팔을 머리위로 던지는 동작을 하면 상완골두와 견봉과 오훼견봉인대사이의 공간사이에 있는 조직, 주로 상완이두근건과 회전근개가 반복적으로 끼어 들어가게 된다. Wang(2000) 등에 의하면 배구선수는 주로 사용하는 쪽의 어깨가 내회전운동의 범위가 작고 근육이 비교적 불균형적이다. 즉 배구선수가 주로 사용하는 어깨는 반대측보다 아래로 처져 있고 견갑골이 외측전위되어 있으며 등쪽의 근육과 어깨의 후하방측이 짧아져있다. 이러한 변화가 상완골두의 미끌어짐과 회전하는 동작을 방해하는데 이르게 되고, 이 불균형이 어느 한도를 넘어가면 통증이 유발된다. 이러한 사실은 어깨의 과사용증후군을 말하는 것인데, 육안관찰과 강도측정을 하면 견갑상 신경장애suprascapular neuropathy의 증상을 보여준다. 어깨의 충분한 스트레칭과 근력강화가 중요하다. 예방역시 스트레칭이 필요하다.

어깨 활액낭염은 활액낭이 극상근건의 반복운동에의한 마찰로 유발되는 염증으로 활액낭염이 심해지면 압통이 있는 활액낭이 견봉아래에서 만져지기도 한다. 이 질환은 거의 독자적으로 생기지 않고 충돌증후군impingement syndrome이나 회전근개의 손상에 의하여 이차적으로 생긴다. 30세에서 35세 이상의 선수에서는 회전근개 건 주위로 석회침착이 생길 수 있고 이것은 활액낭을 자극하여 염증을 유발할 수 있다. 활액낭과 건염이 섬유화와 비후되면 움직일 때뿐만 아니라 밤에도 통증이 심해진다. 이러한 상태에서는 팔이 위쪽 앞쪽으로 들려질 때 염증과 심한 통증이 있다. 밤의 통증과 어깨정도 높이에서의 팔의 움직임에 의한 통증도 특징적이다.

10. 오십견(유착성 관절낭염)

오십견은 관절낭의 윤활작용이 소실되어 결국 유착이 되고, 어깨주위의 근육도 굳어지면서 신장력를 상실하여 어깨 관절 운동범위가 매우 감소되는 것이다. 이 유착성 관절낭염의 증상은 비교적 짧은 시간내에 급격히 악화될 수 있다. 일반적으로 오십견의 견완관절만을 이용한 외전시 60도정도만 가능하게 된다. 오십견은 무동작시에 악화되므로 치료시에는 조심스럽게 어느정도 통증역치이상의 운동을 해야 한다. 너무 과도한 운동은 근육의 손상을 가져올 수 있으니 조심한다.

11. 액와신경 마비

배구의 공격수에서 많이 발생한다. 견관절의 외전 신전시에 신경이 견인되어서 일어난다. 어깨 주위 중에서 특히 삼각근 후연에서 삼각근 표면에 걸쳐 동통이 발생하거나, 근력이 저하된다.

12. 골절과 탈구

1) 쇄골골절

어깨부위에서의 골절은 대부분은 쇄골에 영향을 미치고, 대개 쇄골의 중간부 2/3지점에서 일어난다. 성인에서는 골편이 외부에서 솟아올라 보인다. 쇄골이 골절되면 부상당한 쪽으로 머리가 기울어지고 어깨가 처져서 팔을 어깨위로 올리지 못한다. 혈관이나 신경이 손상된 경우는 팔의 움직임이 떨어지고 색이 하얗게 되기도 한다. 골절이 의심되면 환자를 앉히고 부상당한 쪽의 겨드랑이에 패드를 넣고 손가락이 반대 측 쇄골에 닿을 정도로 팔을 구부리게 하고 자세를 고정한다.

2) 상완골 간부 골절

상완골의 골절은 대개 어깨에도 손상을 준다. 삼각건으로 고정한다. 탈구를 흔히 수반한다.

3) 어깨관절 탈구

어깨 탈구는 상완골두 부위가 관절 소켓에서 빠져나올 때 생긴다. 어깨 탈구는 어깨관절의 구조 때문에 비교적 흔하다. 어깨관절은 근육으로 이루어진 불완전한 관절로 다양한 관절운동이 가능하게 하지만 탈구가 일어나기 쉬운 상태가 된다. 운동선수에서 최초의 어깨관절탈구가 와순의 파열을 동반하는 중증외상인 경우 탈구가 반복적으로 발생한다. 탈구가 되면 어깨의 변형이 있고 견봉이 돌출해보이며 아래쪽은 비어 보인다. 운동능력은 소실된다. 환자를 눕히고 겨드랑이에 미끄러지지 않게 수건을 대고 시술자의 발을 가져다 댄 후, 탈구된 쪽 팔을 직선방향으로 견인한다. 한 번에 정복되도록 한다. 반복할 경우 근육의 긴장으로 잘 되지 않고 근육 및 인대의 손상을 가져올 수 있다. 되도록 x-ray검사 후 시행하는 것이 좋다. 탈구 후 정복시 골절여부를 확인하여 조심해서 시도한다(그림 25).

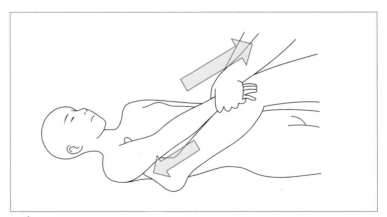

그림 25. 오른쪽 어깨 관절 탈구의 정복

13. 염좌

견봉쇄골인대acromioclavicular ligament의 염좌는 넘어질 때 어깨가 바닥에 닿을 경우에 매우 자주 발생한다. 어깨 뼈들을 고정하는 인대가 늘어나거나 찢어지는 것이다. 이런 분리증의 가장 흔한 것은 어깨관절과 쇄골을 연결하는 인대인 견봉쇄골인대와 오훼쇄골인대의 손상이다. 대흉근의 상완골 부착부의 염좌는 대흉근이 상완(팔)에 부착되는 부위에서 건이 늘어나거나 찢어지는 것이다. 이들 염좌도 다른 손상과 마찬가지로 이 손상도 정도에 따라 1도, 2도, 3도로 나눈다.

TIP

일반적으로 어깨의 질환이 발생하면 ROM의 제한이 오고 통증이 발생한다. 어깨질환의 일반적인 치료원칙은 다음과 같다.

1. 통증, ROM손상, 근육의 단열소견이 없을 경우에는 적극적으로 운동요법을 병행하면서 통증 관리를 해야 한다.
2. 통증이 있으나 ROM은 정상소견에 가까운 경우는 어깨를 안정시키면서 통증치료를 한다.
3. 근육 특히 회전근개의 단열소견이 있는 경우에는 어깨를 무리하게 운동시키지 않고 안정을 취하면서 통증치료를 한다. 이 경우도 너무 오랫동안 관절을 움직여 주지 않으면 ROM이 제한됨으로 약한 정도의 운동을 시킨다. 침구치료는 어깨주위의 경혈을 중심으로 치료한다. 염좌를 제외한 대부분의 통증은 온찜질을 한다.

SHOULDER JOINT

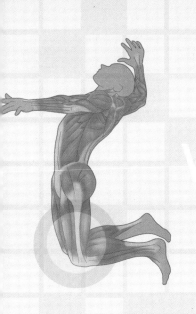

Volley Ball

05 손목과 손가락

Chapter +++

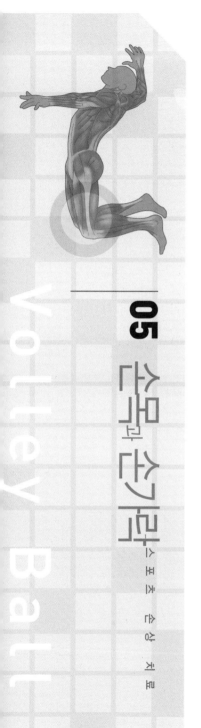

1. 해부학적 구조

손목과 손가락관절은 다양한 모양의 뼈로 이루어져있다. 특히 손목관절은 요골 척골이외에 8개의 수근골이 있고 이 위로 중수골, 수지골이 연속적으로 이어져있다. 이 뼈들은 인대로 서로 이어져 안정성과 운동성을 유지하고 있다. 전완에서 수지로 이어진 근육의 인대들은 육안으로도 비교적 잘 관찰된다. 손등에서는 신근의 인대들이 부채살 모양으로 보이고 특히 엄지쪽의 장무지신근건extensor pollicis longus과 이보다 바깥쪽으로는 단무지신근건extensor pollicis brevis와 장무지외전근건abductor pollicis longus이 관찰된다. 엄지는 신전과 외전을 하면 장무지신근건과 단무지신근건 사이에 anatomical snuff box라고 하는 작은 홈이 생긴다. 손바닥쪽에서는 손목의 중앙부위에는 장장근palmaris longus, 척측수근굴근flexor carpi ulnaris, 요측수근굴근flexor carpi radialis의 인대들이 잘 확인되며 바로 8개의 수근골들이 터널모양을 이루고 있으며 이 터널 안으로 정중신경이 지나가고 있다(그림 26).

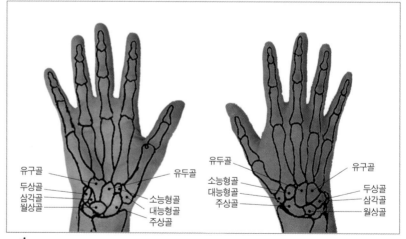

유구골
두상골
삼각골
월상골
유두골
소능형골
대능형골
주상골

유두골
소능형골
대능형골
주상골
유구골
두상골
삼각골
월상골

그림 26. 우측 손바닥면과 우측 손등면

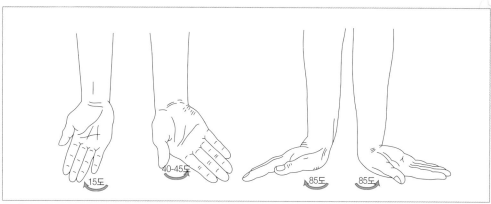

15도

40-45도

85도

85도

그림 27. 오른쪽 손목의 정상관절범위

2. 손목의 정상관절가동범위(그림 27)

① 내전 : 40-45도

② 외전 : 15도

③ 굴곡, 신전(배굴곡) : 85도

3. 배구경기에서의 손부상 원인

손과 손가락 부상은 배구 경기에서 흔하다. 청소년 배구팀선수들에게 가장 흔한 손상은 손과 손가락 부상이다. 손가락 손상의 주요인은 손가락의 과도한 신전 때문인데, 블로킹을 하거나 수비를 할 때 손가락을 펼친 상태에서 많이 발생한다. 아마추어선수들은 수비를 하다가 다친 경우가 많은 반면에 전문선수들은 블로킹을 할 때 볼에 맞아서 많이 다친다. 블로커는 손가락을 최대한 벌리기 때문에 엄지와 새끼손가락이 부상에 노출된다. 또한 블로킹을 할 때 손에 닿게 되는 배구공의 속도는 128km/h나 되기 때문에 손과 손가락에 심한 충격을 주게 되어 블로커의 손은 부상당하기 쉽다. 오버핸드 패스가 블로킹에 비해서 훨씬 더 흔한 원인으로 보고된다. 청소년기의 여학생은 남학생에 비해 부상의 위험이 크고, 또한 수준이 낮은 클럽 선수들은 높은 수준의 클럽 선수에 비해서 부상의 위험이 크다. 비치발리볼의 경우는 실내배구경기에 비해 훨씬 손가락 부상의 비율이 낮은데, 이는 비치발리볼의 특성상 블로킹을 잘 안하고, 블로킹을 하더라도 한손으로 하는 것 때문으로 생각된다. 많은 선수들이 연습을 할 때에 수지관절과 엄지의 중수지관절이 많이 다치지만, 대수롭지 않게 생각하여 잘 보고하지 않는다. 하지만 이러한 손상들이 반복되고 오래되면 경기력을 지장을 줄 정도의 부상에 이르기도 한다.

4. 배구경기에서의 손 부상 방지 대책

지도자는 선수가 손목과 손가락 부상을 가지고 경기에 임하지 않도록 해야 한다. 또한 손목과 손가락 부상은 장기적으로 심각한 영향을 미칠 수 있음을 선수에게 숙지시켜야 한다. 선수는 반지나 장신구를 하지 않고 긴 손톱은 피하며, 손가락에 테이핑을 해야 하고 손목과 손가락 부상을 당하면 즉시 냉찜질을 하고 24시간 이내에 의료적인 처치를 받아야한다. 한번 부상당한 후에는 버디 테이핑(Buddy taping-부상당한 손가락을 옆 손가락과 같이 테이핑을 하는 것)이나 스프린트고정을 하여 재발 방지한다. 테이핑 혹은 손가락 보호대는 증상이 없어 질 때까지 수개월동안이라도, 경기와 훈련시에 꼭 하도록 한다. 배구경기에서 손가락에 테이핑을 하는 것은 근위수지골관절proximal interphalangeal, PIP joint의 부상을 예방하기 위한 가장 흔한 방법이다. PIP joint의 측부인대손상을 방지하기위해서는 버디 테이핑이나 스프린트고정을 하는 것이 좋다. 손가락 테이핑은 발목 테이핑과 같은 결점이 있다. 테이핑 후 약 10분에는 보호력이 감소한다는 것인데 따라서 올바른 테이핑이 필요하다.

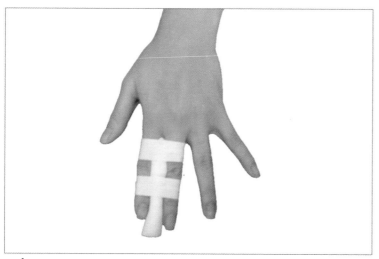

그림 28. 손가락의 버디테이핑

5. 손목과 손가락부위의 골절

넘어질 때 손가락이 전방을 향해 손바닥을 대고 완관절이 강제적으로 배굴 되었을 때에 요골하단의 관절면부근에서 요골의 횡골절과 혹은 주상골의 골절이 일어날 수 있다.

요골골절의 경우 골절선은 장측에서 비스듬히 배측 상방으로 향해 달리고, 원위골편이 배측으로 많이 전이하는 경우가 많은데, 이것을 코레스 골절이라 한다. 손목이 배측으로 팽륭하고 포크배양변형이 나타난다. 원위골편이 장측으로 전이해서 코레스 골절의 반대 모양을 취하는 경우를 스미스골절이라 한다. 또한 골절선이 완전하게 횡단하지 않고, 요골하단의 삼각형의 비스듬한 골절이 일어나고 이 골편이 수관골과 함께 배측근위나 장측근위로 전이하는 경우를 바튼골절이라 한다. 이런 경우 모두 손목의 격통과 종창 열감 변형 압통 운동제한이 일어난다.

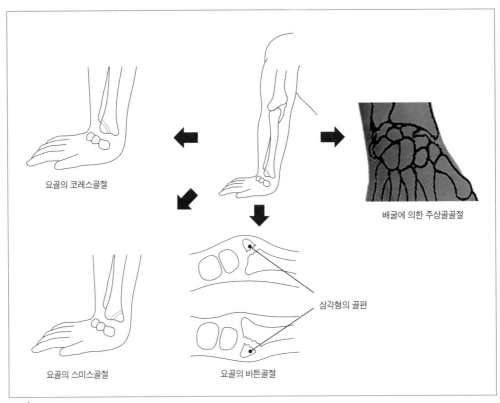

요골의 코레스골절

배굴에 의한 주상골골절

삼각형의 골편

요골의 스미스골절

요골의 바튼골절

그림 29. 오른손목의 골절

　　주상골 골절은 체조처럼 굴곡 운동을 반복하는 것에 의해 피로골절이 일어나기도 한다. 주상골부의 안정 시에도 통증을 호소하고, 압통이나 종창이 나타난다. 종창이 강하면 수관절 요측의 장단무지신근건의 사이의 삼각이 소실된다. 두상골에도 골절이 일어나고, 특히 넘어져 잘못 손을 짚어 완관절이 강제적으로 배굴 될 때 척측수근골절에 의한 견인에 의해 박리골절이 일어나는 경우가 있다. 주상골골절일 때에는 손목의 요측 장, 단무지신근건의 사이에 심부에 지속적인 동통, 압통, 종창등이 나타난다.

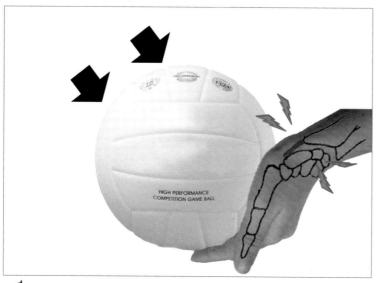

그림 30. 공에 의한 수관절 배굴시의 염좌

　중수골의 골절은 타박 등의 직접적인 외력에 의해 일어나기 쉽지만, 무지의 경우에는 배구에서 손가락 관절이 삐거나 복싱에서 주먹으로 쳤을 때에 무지의 장축방향에 힘이 가해져 골절이 일어난다. 중수골경부의 골절은 복싱에서 주먹으로 치는 충격에 의해 일어나기 쉽고, 복서에게 많이 나타나기 때문에 복서골절이라고도 부른다. 손가락 관절의 골절에서는 건의 견인력 때문에 전위하기 쉬운 경향이 있다. 외상 직후부터 동통, 압통, 종창, 운동 제한 등이 나타난다. 완전하게 잘려 떨어져 나가지 않는 골절에서도 동통이나 종창등은 일어나는 경우가 많다.

　손목부위의 골절의 치료는 깁스고정 후 재활치료를 한다. 깁스 고정시에는 침치료를 할 수 없지만, 재활기간에는 혈행의 개선, 진통, 근육긴장의 개선을 목표로 자침한다.

6. 손목 염좌

손목 염좌는 손목의 관절가동범위를 넘는 과도한 운동을 할 때에 신전된 인대가 늘어나거나 찢어진 것이다. 운동을 할 때에 손상된 인대가 신전되는 반대쪽으로 굽히는 경우에 통증이 증가된다. 이경우의 통증은 손상 즉시 발생하며, 손상 후 1시간 이내에 부종이 발생한다. 관절운동의 범위가 제한되고 손목이 약해진 것을 느낄 수 있다. 더 심한 통증은 관절의 불안정성을 초래한다. 배구에서는 낮은 공을 리시브할 때 손목이 배굴해서 수근골이 관절원판을 압박하고 손상이 초래된다. 손목염좌도 손상의 정도에 따라 1도, 2도, 3도로 구분된다. 1도 염좌는 인대가 약간 늘어난 것으로 약간의 섬유가 찢어진 것으로 본다. 2도 염좌는 인대가 부분적으로 늘어나고 찢어진 것이다. 3도 염좌는 인대가 완전히 파열 된 것이다. 손목염좌는 대개 전완의 2개 뼈인 요골과 척골을 고정하는 인대, 8개의 수근골을 연결하는 인대에 모두 영향을 끼친다. 1도 염좌는 RICE치료를 하고 3일 정도 부목으로 손목을 고정한다. 그리고 4일째부터 관절운동을 시작한다. 2, 3도 염좌의 경우 RICE치료를 하고 적절한 치료를 받는다. 통증과 관절운동의 제한이 심하면 손목을 고정하고 팔에 슬링을 한다.

7. 수근관 증후군 *carpal tunnel syndrome*

수근관 증후군은 스포츠에서 가장 흔히 발생하는 신경압박의 문제이다. 손목을 많이 사용하게 되는 배구에서도 마찬가지이다. 손이 저리며 손가락의 감각이 둔해지고 손의 힘이 약해지며 심하면 손가락 근육의 위축된다. 해부학적으로 수근골부는 평탄하지 않고 손바닥 쪽으로 오목한 아치를 형성하고 있다. 손바닥 쪽의 수근부 천층에는 외측수근융기와 내측수근융기 사이에 당겨져 있는 굴근지대가 있다. 굴근

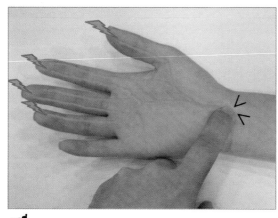

그림 31. 티넬징후

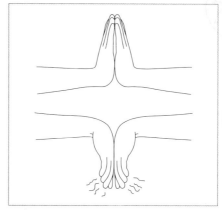

그림 32. 팔렌테스트

지대와 수근골 사이의 틈은 수근관이라고 불리고, 이 가운데를 천지굴근, 심지굴근건 등의 건과 함께 정중신경과 혈관이 지나고 있다. 이러한 구조물들이 압박을 받게 되어 증상이 발생하게 된다. 수근관 증후군의 증상은 서서히 악화되는데 대개 밤에 먼저 증상을 느끼게 된다. 손을 흔들면 증상이 완화되는 경향이 있다. 수근관의 협착이 계속되면 단순히 일시적인 신경압박에 의한 증상이 나타나는 것뿐 아니라, 신경관내의 혈행 장애를 일으키고 신경상막이나 신경 섬유 속 사이의 결합조직의 증식을 일으킨다. 게다가 이것이 지속적 압박의 원인이 되어 신경섬유의 변성을 심하게 하고 회복이 어렵기 때문에 가능한 빨리 압박을 제거하는 것이 중요하다. 티넬증후(수근관부를 가볍게 쳤을 때 손가락을 행해서 나타나는 방산통)가 나타나고, 또 팔렌테스트(수관절장굴 테스트, 수관절을 1분간 장굴시키면 동통이나 저림이 증강한다)가 양성이 된다. 경증의 경우에는 손목아치의 긴장을 풀어줄 수 있는 테이핑을 하거나 그 주위의 자침으로 증상을 완화시킬 수 있으나 손가락이나 손의 마비감이 동반되는 경우는 수술도 고려하는 것이 좋다.

8. 손목결절종 *ganglion*

결절종은 피부아래로 활액이 농축 된 것이다. 손목에서의 결절종은 대개 손등 부위의 손목 주름 바로 위에서 작은 덩어리가 만져지는데 크기는 다양하다. 손등 쪽으로 지나는 건의 자극에 의하여 악화된다. 초기에는 거의 통증이 없으나, 진행되면서 통증과 관절운동의 제한이 있다(그림 33).

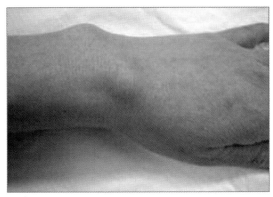

그림 33. 손목결절종

9. 드퀘르뱅 건초염 *De Quervain's disease*

해부학적 코담배갑Anatomical snuff box라고 하는 부위인 요골경상돌기에서 무지 외측에 걸쳐서 장무지외전근abductor pollicis longus과 단무지신근extensor pollicis brevis건의 건초부에 협착성 건초염이 잘 일어나는데 이를 드퀘르뱅 건초염이라 한다. 장무지외전근과 단무지신근은 각각 척골의 골간연, 전완골간막, 요골후면과 요골하방 후면척측에서 기시하여 요골경상돌기부의 신근지대의 아래 터널을 통과하고, 제1중

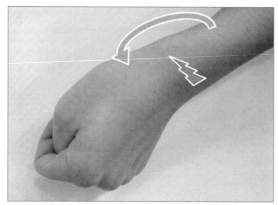

그림 34. 장무지외전근, 단무지 신근의 신장에 의한 통증검사

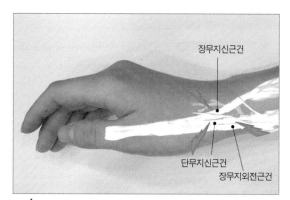

장무지신근건

단무지신근건
장무지외전근건

그림 35. 드퀘르뱅병, 무지의 외전, 신전시 통증

수골저와 기저골저에 부착되는데, 경상돌기부에서 굽어 있기 때문에 무지의 운동시에 마찰이 강하게 일어나고, 염증이 일어나기 쉽다. 손목의 엄지손가락 쪽으로 통증이 있고, 국소 부종과 압박통이 있다. 엄지손가락을 90도 이상 움직이는 외전과 신전운동이 어렵다. 손목의 반복적인 스냅에 의해 발생할 수 있으므로 엄지손가락과 팔목의 활동을 금한다. 치료에 있어서는 안정이 중요하기 때문에 이에 따른 테이핑이

나 스프린트를 한다. 요골경상돌기부의 건초를 따라 횡자하고 유침한
다. 또한 병변부를 지나는 대장경상의 합곡, 삼리, 곡지등에 긴장이 있
는 경우, 그 부분에 자침을 할 수 있다.

10. 월상골 연화증 *Kienbock* 병

손목관절을 과도하게 지속적이며 반복적인 사용할 때 월상골의 혈
액순환장애가 발생하여 결국에는 괴사가 일어나게 된다. 통증과 운동
장애가 주 증상이며, 초기에 1주일정도 계속되는 관절통이 있지만, 그
후 수개월간의 통증이 소실된다. 월상골부의 종창, 압통, 운동제한이
나타나는 경우가 많다. 치료시에 안정이 중요하며, 스프린트 고정, 온
열요법을 시행할 수 있고, 진통 혈행개선을 위해 침치료를 시행할 수
있으나, 빠른 효과를 기대하기는 어렵다.

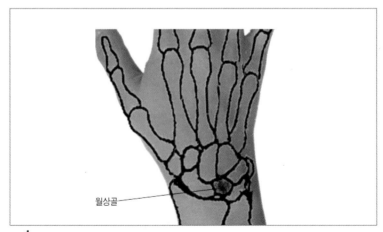

월상골

그림 36. 월상골 연화증(Kienbock 병)

11. 손가락 염좌/탈구

손가락 염좌는 손가락내의 인대에 손상이 생긴 것이다. 수근중수관절 중에서는 제1관절에서 일어나는 경우가 있고, 중수지관절 및 지절간의 탈구는 통상 신전에 의해 일어나기 쉽고, 특히 무지의 중수지관절에서 일어나기 쉽다. 근위지절간관절이나 원위지절간관절에도 손가락 관절이 삐는 과신전에 의해 일어난다.

수근골간의 관절에도 탈구에 이르지 않는 염좌가 발생하는 경우가 있다. 수근중수관절 중 제 2-4관절에서는 일어나기 어렵지만, 제1관절, 제5관절에는 일어나기 쉽다. 대부분의 무지 염좌는 무지와 중수골을 연결하는 인대인 척골쪽 측부 인대에서 일어난다. 염좌는 손상의 정도에 따라 분류되는데 1도 염좌는 일반적으로 25%까지 찢어진 것이고 2도염좌는 25-75%까지 손상된 것이며, 3도염좌는 완전히 파열 된 것을

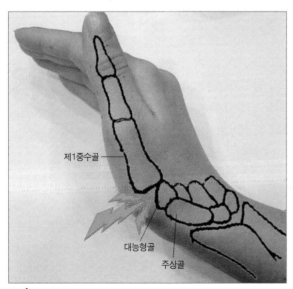

제1중수골

대능형골

주상골

그림 37. 제1수근중수관절의 염좌

말한다. 3도염좌에서는 때때로 파열된 인대와 함께 뼈조각도 같이 떨어져 나올 수 있다. 자주 완전 파열이 일어나고 떨어져 나온 인대는 관절에서 뼈의 일부분을 물고 나오는데 이 경우를 견열골절avulsion fracture이라 한다. 역설적으로 뼈 조각이 떨어져 나올 때 외과적으로 원래 위치로 인대를 복원하기가 쉽다. 일단 염좌가 생기면 냉찜질을 한 후 손가락을 옆 손가락과 같이 버디테이핑을 해준다. 냉찜질은 매일 30-40분정도 한다.

12. 손목 및 손의 건염

손목건염은 가장 흔히 전완부에서 손과 손가락으로 내려가는, 두 개의 굴곡근건에서 생기는 염증이다. 굴곡근건염은 전완에서 손목을 지나 손가락에 이르는 굴곡근 건에 생긴 염증이다. 이 건들은 손가락을 손바닥 쪽으로 굴곡시킨다. 이 부위에서 건을 싸는 건활액초synovial sheath가 좁기 때문에 이 부위에서 건염이 생기기 쉽다. 과사용에 의한 이 건의 자극은 이 건을 싸는 좁은 건초 내에서 부종이 생기게 하고 건염의 증상이 나타난다. 이 손목의 건염은 동작과 함께 악화되는 통증이 있고, 손목의 건에서 마찰음이 난다. 물체를 집기가 어렵고, 촉지해 보면 온감이 있다. 스포츠손상에서 흔하며, 큰 동작으로 손목을 반복적으로 굴곡 신전하거나, 훈련의 빈도, 강도, 기간이 갑자기 증가될 때 발생할 수 있다. 건염의 초기 증상이 있으면 RICE치료를 한다.

13. 망치손가락(추지와 퇴무지)과 단추구멍 변형
Mallet finger and Boutonniere deformity

수지신근건은 손가락 등에 이르러 지배건막으로 이행하고, 말절골에 부착되어 있다. 원위지절간관절의 말절골에 부착되어 있는 지신근건의 단열에 의해 원위지절간관절의 신전이 불가능하게 되고 굴곡위를 나타낸다. 이것은 추지 또는 망치손가락이라 부른다. 퇴무지는 무지의 지간관절이 강하게 굴곡하고, 장무지신근건이 단열하여 지간관절의 신전이 불가능하게 되고, 굴곡위를 나타내는 것이다. 이 두가지 경우 모두 부상 후 3주간 이내라면 원위지절간관절 굴곡위에서 추지용 스프린트를 장착하여 4주간 고정하는 것이 좋고, 6주동안은 과신전상태를 유지하여야 하며, 6주중에는 절대로 손가락을 굴곡시키지 않는 것이 매우 중요하다. 이 경우는 단열이지만 수술을 하지 않는 것이 좋다.

단추구멍변형은 근위지절간관절의 굴곡, 원위지절간관절의 신전이 일어난 것을 말한다. 근위지절간관절의 굴곡은 중심대의 단열에 의해 신전장애와 천지굴근의 움직임에 의해 일어나고, 원위지절간관절의 신전은 외측대에 의한 견인 때문에 발생한다.

건단열이나 변형은 직접 침치료의 대상이 되는 것은 아니지만, 고정기간 종료후 동통이나 종창이 남아 있는 경우에는 진통이나 종창의 경감을 위해 침치료를 할 수 있다(그림 38, 39).

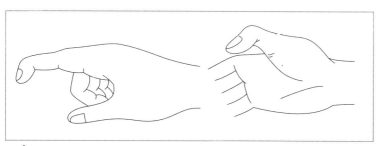

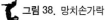 그림 38. 망치손가락

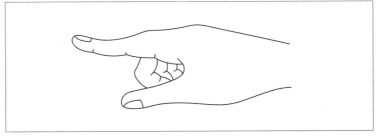

그림 39. 단추구멍 변형

14. 탄발지

건을 감싸고 있는 건초는 내측의 골막초와 외측의 섬유초로 이어져 있는데, 섬유초는 손가락의 관절부에서 섬유가 바퀴모양으로 달리는 건의 도르래의 움직임을 하고 있고, 지절골의 골간부에서는 십자로 교차하고 있다. 건초가 비후하고 더욱이 건이 비후해서 결절형성이 일어나면, 섬유초의 윤상부에서 건이 당겨져 통과 장애가 일어나고,

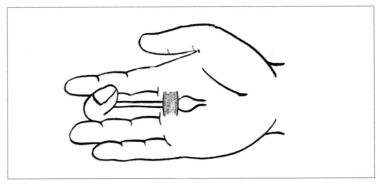

그림 40. 탄발지

손가락이 굴신하기 힘들게 된다. 중수지관절부에서 일어나기 쉽다. 무리하게 움직이면 걸림이 생겨 갑자기 움직이기 때문에 탄발지라고 부른다. 탄발지에서는 중수지관절의 바닥 쪽에 있는 건 부위에 결정성 비후가 만져지고 같은 부위에 압통이 나타난다. 종창이나 결절성 비후가 가벼운 정도로 조금 걸리는 정도라면 침치료로 효과를 보는 경우가 있기 때문에, 진통 소염 종창의 경감을 목적으로 관절장측의 결정성 비후, 압통이 나타나는 건 부위에 단자를 행한다. 손바닥 쪽은 민감하고 자침통을 쉽게 느끼기 때문에 침을 신속하게 놓고 빼는 것이 중요하다.

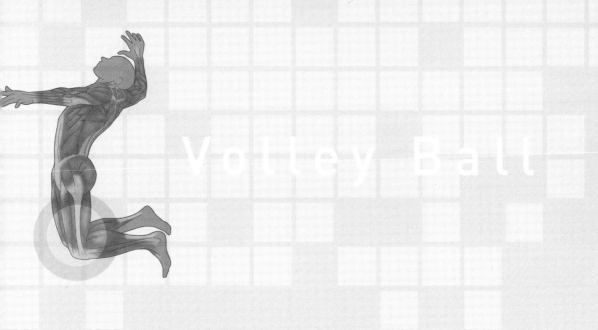

Volley Ball

06 테이핑요법

Chapter +++

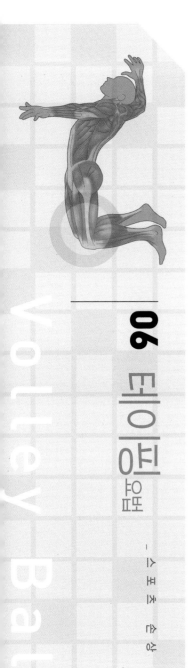

1. 무릎 부위의 테이핑요법
Taping for Knee Pain

슬관절 통증에 대한 테이핑요법은 크게 두 가지 관점에서 접근을 한다.
- 자세반사적인 테이핑
- 잔존하는 국소부위 처치 테이핑

테이핑 시술 전에 우선 환자의 체중이 무릎관절에 영향을 주지 않도록 누워서 발뒤꿈치를 바닥에 붙이고 무릎을 굴곡, 신전시켜본다. 인대의 검사는 전방십자인대검사, 후방십자인대검사, 측부인대검사를 시행하고 연골의 검사는 Apley검사나 McMurray검사를 시행한다. 움직일 수 있는 환자는 의자에 앉고 서는 동작을 관찰하고 다음으로는 쪼그려 앉고 일어서는 동작을 시켜본다. 점프도약동작을 시켜본다.

1) 자세반사적인 테이핑

슬관절을 움직이려고 할 때 통증이 나타나는 동작이 굴곡flexion인지 신전extension인지를 결정하고 그에 대한 처치를 한다. 즉 굴곡 패턴에서 통증이 야기되는지, 신전패턴에서 통증이 야기되는지를 결정해서 처치를 한다.

(1) 굴곡패턴에서 통증이 발생하는 경우

슬관절을 굴곡시킬 때 통증이 발생하는 경우에는 슬관절을 굴곡할 때 작용하는 역원근(力源筋: power source-주동근의 의미)인 근육들, 즉 대퇴부의 Hamstrings와 하퇴의 경골부위의 근육들을 기시부에서 종지부까지 탄력테이프를 사용하여 테이핑을 한다.

Hamstrings 근육인 대퇴이두근Biceps femoris와 반막양근 Semimebranosus, 반건양근Semitendinosus에 테이핑을 하고, 하퇴부의 전 경골근Tibialis anterior, 장무지신근Extensor hallucis longus, 장지신근Extensor

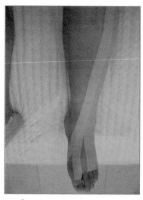
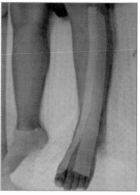
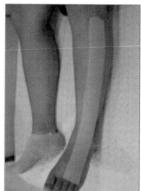

그림 41. Tibialis anterior   Extensor hallucis longus   Extensor digitorum longus

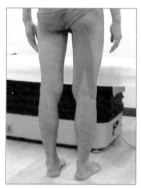

그림 42. Hamstrings

digitorum longus에 테이핑을 한다.

(2) 신전패턴에서 통증이 발생하는 경우

슬관절을 신전할 때 작용하는 근육들은 대퇴부의 대퇴사두근, 하퇴
부의 하퇴삼두근triceps surae 근육인 비복근gastrocnemius과 가자미근
soleus으로 이들 근육의 기시부부터 종지부까지 탄력테이프를 사용해

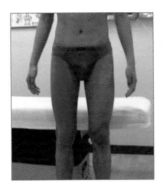

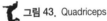
그림 43. Quadriceps

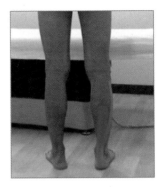
Soleus, gastrocnemius

서 테이핑을 한다.

2) 잔존하는 국소부위 처치 테이핑local taping

굴곡과 신전에 대한 처치 이후에 잔존하는 통증에 대한 처치는 크게
둘로 나눠서 처치한다.

① 대퇴골과 경골과의 관계를 개선한다.
② 슬개골의 비정상적 움직임을 개선시킨다.

(1) 대퇴골과 경골의 관계를 개선

슬관절 주위 조직에 상해를 입으면 대퇴골에 대한 경골관절의 움직
임 자체가 정상적인 궤도를 유지하지 못하는 경우가 있는데 두 방향으
로 문제가 발생한다. 따라서 문제를 일으키는 방향 즉, 통증을 야기시
키는 방향을 억제하는 쪽으로 테이핑을 해 줌으로써 슬관절 주위의 환
경을 개선시키는데 그 목적이 있다.

　　가. 대퇴골에 대해 경골을 외회전 · 내회전을 시키면서 굴곡과 신전
　　　　을 할 때 통증의 양상
　　나. 대퇴골에 대해 경골을 전 · 후방으로 이동시키면서 굴곡과 신전
　　　　을 할 때 통증의 양상

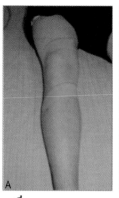 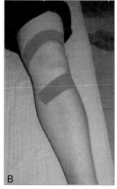 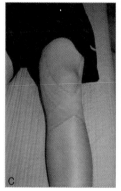 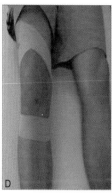

그림 44. A:Internal Rotation, B: External Rotation   C: Prevent taping of tibialis posterior drawing,
D: Prevent taping of tibialis anterior drawing

(2) 슬개골의 비정상적 움직임을 개선

슬관절이 굴곡과 신전을 수행할 때 그림과 같이 슬개골의 움직임이 경골과 대퇴골의 위에서 아래로 나타나는데 슬관절에 상해를 받으면 정상적인 슬개골의 움직임을 유지할 수 없게 되어 통증을 유발하는 경우가 많다. 특히 배구선수들의 경우 슬개골하부의 통증을 호소하는 경우-Jumper's Knee-에 슬개골을 머리쪽 방향으로 밀게 되면 통증이 더 유발되는 경우가 많다. 이런 경우 슬개골이 상방으로 올라가지 못하도록 슬개골 하방 유도 taping을 하게 되면 통증이 줄어들고 염증 소견도 점차 줄어드는 것을 알 수 있게 된다. 임상적으로는 슬개골을 상·하·좌·우로 밀면서 가장 통증이 많이 유발되는 방향을 정하고 그 방향으로 슬개골이 움직이지 못하도록 하는 테이핑을 추가한다. 많은 경우의 손상은 내측측부인대와 내측반월판의 손상이다. 이 경우에는 슬개골을 내측으로 유도하는 즉 슬개골을 외측으로 가지못하게하는 테이핑을 한다.

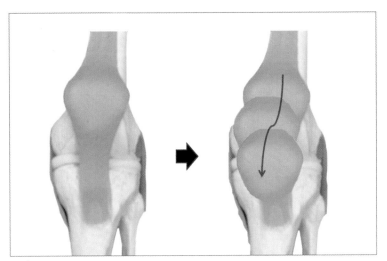

그림 45. 슬개골의 움직임

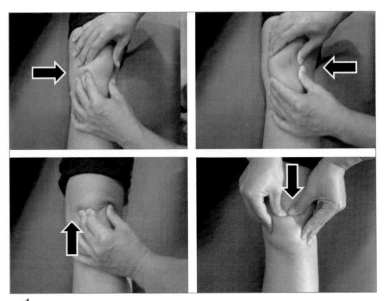

그림 46. 슬개골의 안정성 검사

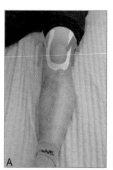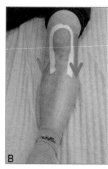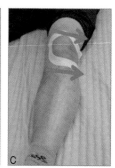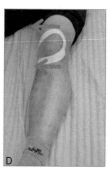

그림 47. 슬개골 안정을 위한 테이핑
A: 슬개골 상방 유도 taping, B: 슬개골 하방 유도 taping, C: 슬개골 외측 유도 taping, D: 슬개골 내측 유도 taping

2. 발목부위의 테이핑요법
Taping Therapy for Ankle sprain

발목 염좌의 테이핑 치료는 발목의 손상 부위에 따라 3가지로 구분
한다.
① 거골하관절subtalar (talocalcaneal) joint
② 중족부mid-foot
③ 족지골 관절phalangeal joint

부위에 따라 테이핑의 방법들이 결정되는데, 테이핑은 해부학적 구
조물들의 안정성을 유지시켜서 손상된 인대를 빠른 시간 내에 회복시
키는 것을 그 목적으로 하고 있다. 테이핑의 방법은 급성기의 치료와
만성기의 치료에 약간의 차이가 있다.

1) 거골하관절subtalar(talocalcaneal) joint
거골은 골반과 무릎을 통과한 중력과 체중을 적절하게 지면으로 분
산시키는 역할을 하며 발 전체에 작용하는 뼈이다. 하퇴에서 내려오는

대부분의 근육들은 거골의 주위를 통과하지만 거골의 표면에는 근육의 부착부위가 없다는 특징이 있다. 이와 달리 거골의 표면전체는 인대 부착부와 관절 면으로 싸여 있다. 그래서 Relay bone이라고 불리기도 한다.

거골과 종골이 관절을 이루는 부분에는 2개의 섬유다발(전섬유다발과 후섬유다발)로 이루어진 골간거종인대가 존재한다. 임상적으로 거골하인대인 골간거종인대의 손상이 있을 경우 상당기간 보조기brace나 깁스로 안정시켜야 한다. 따라서 이 인대의 손상이 의심되거나 확인된다면 우선 거골과 종골의 관절을 고정시키고 경과에 따라서 침치료를 하는 것이 좋다. 이 경우를 제외하고 발목 주위의 급성기 손상의 경우에는 운동성보다는 안정성을 강구해야 하므로 Heel Lock Taping을 적용하여 거골과 종골 사이의 관절움직임뿐만 아니라 다른 관절의 움직임을 최소화 시키는 taping을 사용해서 흡사 Brace와 같은 역할을 하는 taping을 사용한다.

거골의 주위에는 많은 인대중 상해가 흔히 일어나는 인대는 전거비

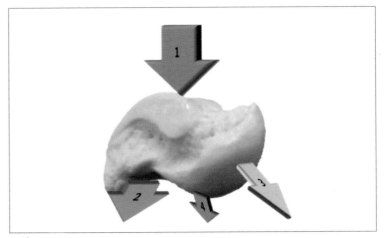

그림 48. 체중을 분산하는 거골talus(왼쪽)

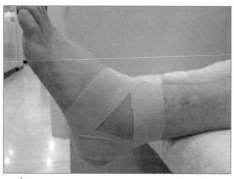
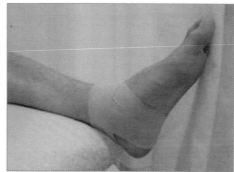

그림 49. 발목부위의 테이핑 외측

발목부위의 테이핑 내측

인대Anterior Talofibular ligament, 후거비인대Posterior Talofibular ligament 그리고 삼각인대Deltoid ligament이고 이들의 인대 손상에 대한 테이핑 치료의 치료원칙은 다음과 같다.

• 거골과 종골의 관절면의 안정성 추구
• 손상된 인대를 보호하는 테이핑

(1) 거골과 종골의 관절면의 안정성 추구
거골과 종골의 관절면이 제자리에 자리잡게 한다.

(2) 손상된 인대를 보호하는 테이핑
손상이 의심되는 인대를 보호하기 위한 테이핑으로 통증이 유발되는 지점에 미리 만들어 놓은 net-work 형태의 테이프를 부착시킨다. 좌측사진은 전거비인대, 우측사진은 후거비인대 보호 테이핑을 보여주고 있다.

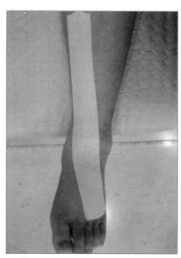

그림 50. 거골과 종골 관절 테이핑

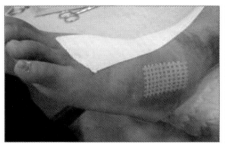 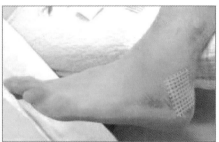

그림 51. 전거비인대 보호테이핑   후거비인대 보호테이핑

2) 중족부mid-foot

중족부Mid-foot를 구성하고 있는 족근골tarsal bone들이나 중족골 metatarsal bone들은 횡아치transverse arch를 형성하는 중요한 요소이므로 이곳에 손상을 입게되면 통증으로 인해서 정상적인 걸음걸이를 할 수 없게 된다. 따라서 횡아치transverse arch가 무너지는 현상을 조금이라도 막기 위한 테이핑을 한다.

3) 족지골 관절phalangeal joint

무지의 경우를 제외하고 다른 발가락의 손상의 경우는 급성기와 아

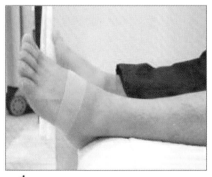

그림 52. 횡아치 보호 테이핑

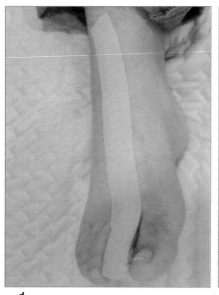

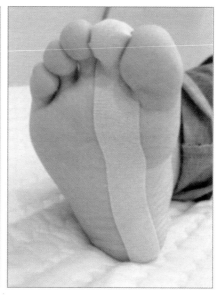

🏃 **그림 53.** 족지 신전근 테이핑   족지 굴곡근 테이핑

급성기와 만성기로 나눠 테이핑한다.

(1) 급성기

족지골phalanx에서 발생하는 동작근육을 모두 테이핑 한다. 제2중족
지절관절의 염좌2nd metatarsophalangeal joint sprain의 치료로 굴곡과 신전
을 주관하는 근육에 탄력테이프를 사용하여 테이핑을 한다.

(2) 아급성, 만성기

비탄력 테이프를 사용하여 중족골metatarsal bone과 족지골phalangeal
bone의 관절면이 잘 맞도록 비탄력테이프를 사용하여 테이핑을 한다.

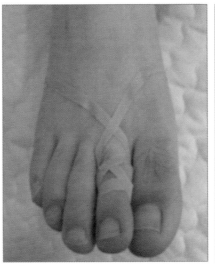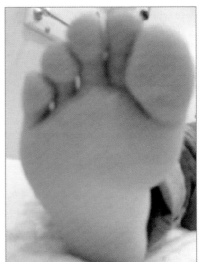

그림 54. 중족골과 족지골 관절 보호 테이핑

3. 어깨부위에대한 테이핑요법
Taping for shoulder pain

1) 급성기 통증에 대한 대처

　견관절에 급성 통증이 발현되면 RICE처치를 한 후, 팔걸이arm-rest로 안정을 취해야 한다. 통증의 강도도 강하고, 하나의 관절도 움직일 수 없는 Movement Level일 경우인데 일반적인 taping 처치의 경우 움직이고자 하는 동작의 주동근적인 개념인 근원근power source muscle을 기시부부터 종지부까지 탄력테이프elastic tape를 사용해서 테이핑을 하지만 이 경우는 조금 다른 처치부터 시작을 한다. 즉 진화의 입장에서 바라보는 사람의 견관절은 유인원의 견관절과 사뭇 다르다. 유인원의 견관절은 나무를 타는 기술brachiation을 위해 발달되어 상완골의 중심점과 견갑골의 관절와 중심점이 120도를 이루는 것이 가장 이상적이므로 유인원의 견관절을 기준으로 잡으면 사람의 견관절은 이미 아탈구된 상태가 된 것이고, 사람의 견관절은 이것을 보완하기 위해 관절순이나 다른 인대들이 견관절을 자유로우면서도 강하게 하기 위한 보완책으로 생겨났다.

급성기 통증의 테이핑 처치는 이러한 진화론적인 입장을 충분히 고려하여 그림과 같이 테이핑을 실시하여 마치 유인원(우랑우탕이나 침팬지 등도 포함)처럼 상지 전체를 Knuckle Walking하는 자세, 즉 상완이나 전완이 회내된 상태로 만들어 놓을 필요가 있다.

관절 생리학적인 입장에서도 견관절의 외전때 상완골대결절이 견봉acromion에 충돌되지 않도록 상완골이 외회전하는 것이 생리적 현상이지만 급성 견관절의 통증의 경우는 아예 이러한 생리적 현상이 발현되지 않고 더 이상 외전의 작용을 하지 못하도록 하는 일종의 인간적인 작용을 잠시 정지시키는 것이 필요하다고 본 것이다. 따라서 상완, 전완을 모두 내회전시켜서 유인원과 같은 Knuckle Walking하는 자세로 만든다(이와 같은 테이핑을 일명 선행적 테이핑-Retrogressive Taping 이라고 한다).

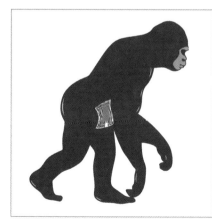 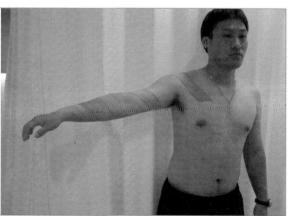

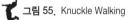 그림 55. Knuckle Walking　　　선행적 테이핑-Retrogressive Taping

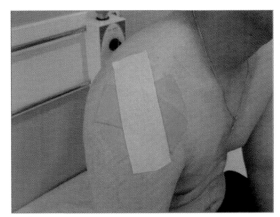

그림 56. 통증부위의 패치타입 테이핑

이때 테이프는 방형회내근과 원회내근을 지나쳐야 효과가 있다는 점을 기억해 둬야 한다.

만약 강한 외력으로 발생한 탈구로 주위의 연부조직이 손상을 입었다면 탈구를 먼저 정복을 한 후 앞서 설명한 선행적 테이핑에 손상이 있는 부위를 보호하는 protection taping을 추가할 수 있다.

위 그림은 통증이 발현되는 부위- 아시혈과 같은 개념- 를 보호하는 테이핑으로 일종의 patch를 붙이는 것과 유사한 테이핑이다.

2) 아급성기의 처치

급성기의 통증이 줄어들면 어떤 근육이 문제를 야기하는지 찾는 것이 급선무이다. 이때는 근력테스트를 통해서 문제를 일으키는 근육을 발견해야 한다. 견관절 주위의 많은 근육을 하나하나 테스트를 해야 하지만 많은 시간이 소요된다는 단점이 있다. 따라서 가장 통증을 일으키는 동작 즉 굴곡, 신전, 외전, 내전 의 4개 동작을 우선 체크해서 가장 통증을 일으키는 동작에서 먼저 접근한다. 각 동작을 일으키는 주동근에 손으로 접촉 테스트를 하여 통증의 완화나 R.O.M이 증가하는

지 확인하고 접촉한 근육의 기시부에서 종지부까지 탄력 테이프를 사용해서 테이핑을 한다. 예를 들어 외전때 통증이 다른 동작보다 많이 발생한다면 외전에 사용되는 주동근을 테이핑하는데 강력한 외전근인 삼각근을 테이핑을 한다.

※ 삼각근은 상완골을 수직방향으로 올리는 역할을 하고 있다. 그러나 외전 때 상완골과 견봉이 충돌이 일어나지 않도록 상완골두를 외회전시켜주는 역할이 필요한데 만약 삼각근에 테이핑을 한 후 다음날 통증이 더 많이 증가되면 테스트 상에서는 유의하지만 관절생리학적인 면에서 테이핑이 상완골두를 외회전 시키기 전에 수직방향으로 운동을 더 시켜서 발생한 통증으로 해석할 수 있으므로 삼각근을 제외한 다른 근육에서 치료방향을 잡아야 할 것이다.

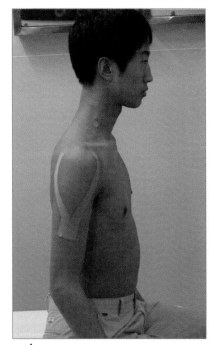

그림 57. 삼각근의 테이핑

3) 만성적 통증의 처치

테이핑의 관점에서는 아래와 같은 3가지 원칙을 순차적으로 적용하여 치료접근을 한다.
① 사각근 테스트
② 상완부의 근육 접촉 테스트
③ 견관절 주위의 근육 접촉 테스트

(1) 사각근 테스트

상완 신경총이 지나가는 중사각근과 전사각근 부위의 근육 긴장이 지나치게 되면 견관절에 특별한 문제가 없다 하더라도 nerve entrapment로 견관절의 운동을 주관하는 신경 즉 견갑상신경 supraspinatus nerve, 장흉신경long thoracic nerve, 견갑배신경dorsal scapular nerve이 제 역할을 못하고, 이에 따라 근육의 작용도 원활하게 활동하지 못하게 된다. 따라서 견관절 통증의 치료에 가장 우선적으로 사각근 주위의 근 긴장도를 떨어뜨려서 상완 신경총의 작용이 원활하도록 유도해 준다. 중사각근 테스트와 후사각근 테스트를 통해서 견관절의 외전이 개선되는지, 통증의 강도가 줄어드는지 확인하고, 각 근육에 자그마한 격자 테이핑cross tape 한다.

(2) 상완부의 근육 접촉 테스트

견관절의 외전에 있어서 상완이두근의 장두Biceps brachii long head는 상완골두가 견봉과 충돌되는 것을 막기위해 상완골두를 아래 caudal 쪽으로 내리 눌리는 역할과 상완골두를 약하게 외회전시키는 역할을 한다. 또한 완요골근Brachioradialis은 상완이두근의 과도한 수축을 방지하도록 해주는 완충작용을 하는 일종의 협력근으로 이 두 가지 근육을 함께 손으로 접촉 검사를 하여 통증의 개선이나 관절가동범위R.O.M의 증가가 되는지 확인하고 테이핑을 한다.

(3) 견관절 주위 근육의 접촉 테스트

앞서 1, 2번의 과정을 해도 남아 있는 통증을 개선시키기 위해서는 견관절 주위의 근육을 하나하나 접촉 검사를 하는데 관절 생리학적인 외전 3 phase에 작용하는 근육들을 간추려 접촉 테스트를 하면 간략하게 검사를 진행할 수 있다.

외전의 1st phase는 0~60, 2nd phase는 60~120°, 3rd phase는 120~180°의 범위를 가르키는데 각 phase별로 주되게 접촉 검사를 해

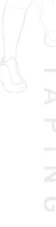

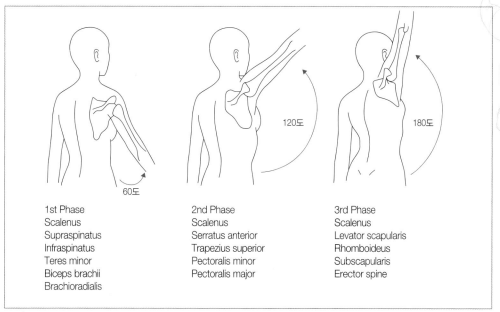

1st Phase	2nd Phase	3rd Phase
Scalenus	Scalenus	Scalenus
Supraspinatus	Serratus anterior	Levator scapularis
Infraspinatus	Trapezius superior	Rhomboideus
Teres minor	Pectoralis minor	Subscapularis
Biceps brachii	Pectoralis major	Erector spine
Brachioradialis		

그림 58. 견관절 주위 근육의 접촉 테스트

야 하는 근육들은 그림 58과 같다.

4. 손목과 손가락 부위의 테이핑 요법
Taping for finger & hand pain

1) 중수골과 수근골 주위의 통증

이들 주위의 상해에 의한 통증은 골절인 경우는 깁스를 통해서 고정시켜야하고 단순 염좌인 경우는 빠르게 회복시키는 것이 관건이 된다. 하지만 해부학적인 구조상 많은 인대들이 존재하여 대부분의 손상은 단일 인대의 손상만 발생하는 경우가 대단히 적으며, 복합적인 여러

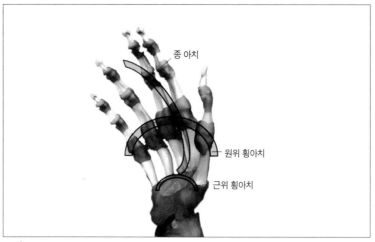

종 아치

원위 횡아치

근위 횡아치

그림 59. 손부위의 횡 아치와 종 아치

인대들의 손상을 입게 된다. 설령 단일 인대만 문제를 일으킨다 하더라도 주위의 조직과 상호 연계를 갖기 때문에 침 치료만을 가지고 회복을 시키기에는 많은 시간이 소요된다. 하지만 테이핑요법을 병행하는 경우에는 치료기간을 비교적 단축시킬 수 있다.

　해부학적으로 손바닥의 오목함은 세 가지의 아치Arch로 구성된 시스템에 의해 유지되는데, 손상을 입게 되면 이 아치가 무너지게 된다. 따라서 이 아치를 유지하는 것이 치료의 우선 순위가 된다. 즉 손상 받은 부위의 손바닥 면에 테니스 공과 같은 물건을 올려 놓고 탄력붕대나 테이핑을 해서 마치 공을 쥐고 있는 듯한 모양(컴퓨터의 마우스를 쥐고 있는 듯 한 모양)을 만들어 주면 아치의 인위적 형성을 돕는 역할을 하게 된다.

2) 중수지절관절, 근위원위지절간관절의 상해에 대한 처치

관절 운동 3도를 갖고 있는 엄지 손가락과 관절 운동 2도를 갖는 나

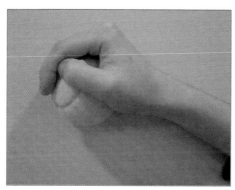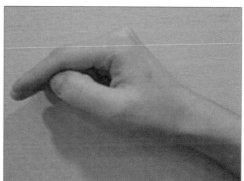

그림 60. 손의 아치를 형성하는 동작

머지 4개의 손가락에 대한 급성기 처치는 비슷하나 아급성기나 만성
기의 경우는 각 손가락과 엄지 손가락의 경우가 다른 처치 양상을 보
이고 있다.

(1) 급성기의 테이핑

급성기의 경우는 일단 역원근power source muscle을 테이핑 한다. 이
경우 굴근과 신근 모두를 테이핑한다. 이것은 테이핑을 통해 받는 자
극이 먼저 척수에 도달되어 상해를 받아 느껴지는 통증을 제어하려는
'Gate Control Theory'에 입각해서 시행하는 테이핑이다. 그림 61은
무명지의 중수지절관절이든 수지절간관절이든 상해를 입었을 때 사
용하는 테이핑 그림이다.

(2) 아급성기와 만성기의 테이핑

손가락의 움직임은 제 3 중수골과 중지를 통하는 손의 축(가상의 축)
을 중심으로 하기 때문에 무지와 시지의 관절 움직임과 무명지와 약지
의 관절 움직임이 서로 다른 방향으로 움직이는 것을 알 수 있다. 만성

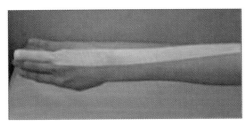 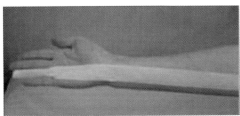

그림 61. 굴근에 탄력 테이프를 사용   신근에 탄력 테이프를 사용

기에서는 이들의 움직임을 이용하는 테이핑을 하게 되는데 이때 회선 시키는 방향이 관절의 움직임을 촉진시키는 방향으로 돌아가게 된다.

① 아급성의 경우

중수지절관절이나 지절간관절의 상해 모두 근위의 뼈에 대해서 원위의 뼈가 손바닥쪽으로 내려 앉는 현상이 발생하므로 테이핑은 원위의 뼈를 배측(背側)으로 올리고 근위의 뼈를 장측(掌側)으로 내리는 테이핑을 실시하게 되는데 이것은 상해를 받은 인대를 치료하기 보다 근위의 뼈와 원위의 뼈가 만나는 지점을 손상 받기 전으로 돌려 놓아서 인대에 가해지는 부담을 최소화 시키려 하는 것이다.

② 만성의 경우(회복기의 경우)

앞서 관절 생리학적인 움직임을 설명하였듯이 제1, 2 지의 관절 움직임은 제 3지를 향해서 내전하게 된다. 따라서 비탄력 테이프를 사용해서 내선 시키는 방향으로 나선방향spiral으로 테이핑을 한다. 반면에 제4, 5 지의 경우는 같은 내선이지만 제1,2 지의 관절 움직임의 방향과는 다른 나선방향 테이핑spiral taping을 한다.

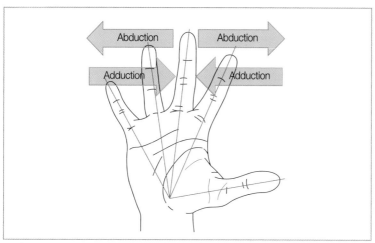

그림 62. 중지를 축으로 하는 손가락의 움직임

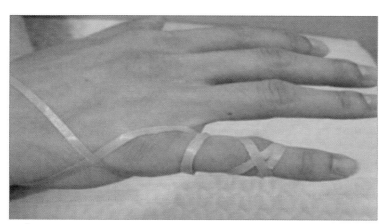

그림 63. 5지의 중수지관절과 근위지절간관절의 염좌 taping

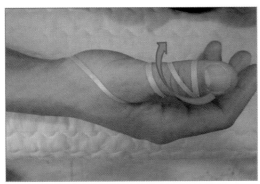 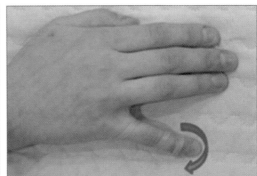

그림 64. 무지의 회복기에 사용되는 taping   약지의 회복기에 사용되는 taping

3) 무지 손상의 급성기

앞서 기술된 다른 손가락의 방법을 사용하기도 하지만 부목splint을 대는 효과를 내는 테이핑도 있다. 이 경우는 모지의 운동을 제한하는 것 뿐 만 아니라 전완forearm의 움직임까지 제어하는 테이핑을 구사한다.

이와 같은 테이핑은 급성기의 통증을 발현하는 경우 인간다운 기능을 억제하여 마치 유인원과 같은 작용으로 만들어 놓는 것으로 다음과 같은 세가지의 테이핑을 한다.

① prevention of flexion

② prevention of medial rotation

③ prevention of supination of forearm

이러한 복합적인 테이핑으로 엄지 손가락의 기능을 전혀 사람답지 않도록 만드는 테이핑이다(유인원의 손모양과 같은 작용을 하게 하는 테이핑: Retrogressive Taping).

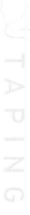

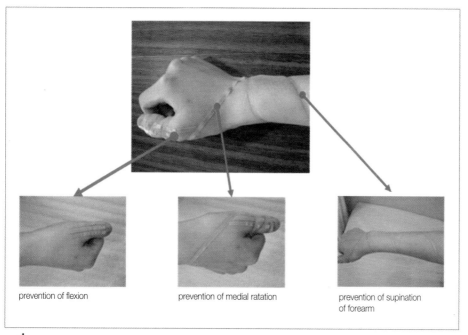

prevention of flexion

prevention of medial ratation

prevention of supination
of forearm

그림 65. 무지의 급성 손상시에 대한 테이핑

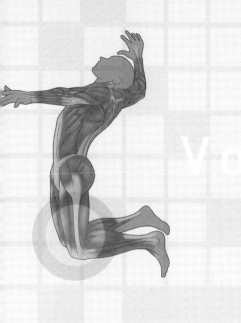

07 한방치료

Chapter + + +

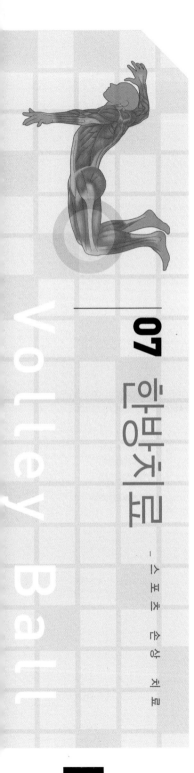

1. 어깨 관절 병변의 한방치료

1) 개요

〈동의보감〉에서는 어깨, 위팔, 팔꿈치, 팔뚝, 손목, 손가락 등을 팔에 포함시키고 손과 팔, 어깨의 외형적 특징과 팔에 생기는 질병에 관한 내용들을 手門에서 서술하였다. 여기에 근거하면 목덜미 옆, 결분의 위를 어깨라 하며(項傍缺盆之上曰肩), 어깨 아래에서 팔뚝까지를 위팔이라 한다(肩下臂上通名曰臑). 임상적으로 肩痛은 견관절 및 그의 주변부의 肌肉筋骨의 동통을, 臂痛은 肩에서 腕까지 포함하는 상지 전체의 동통을 말하는데 肩痛이 주가 되고, 臂痛은 肩痛으로부터 일어나는 증상이다.

어깨 관절 병변의 한의학적 원인으로는 첫째, 外傷 및 過多使用을 들 수 있는데, 어깨 관절은 球窩關節으로서 인체에서 운동범위가 가장 크며, 관절낭이 비교적 느슨하고 활동 시 인대와 근육의 의존도가 높기 때문에 연부조직의 마찰이나 손상에 쉽게 노출되며 회복속도 역시 느린 특징이 있다. 두 번째로는 風寒濕의 침입이 있는데, 팔이 風, 寒, 濕의 침범을 받거나 잠자면서 이불 밖으로 손을 내놓아서 찬 기운의 침범을 받으면 팔이 아프고, 어머니가 아이에게 팔베개를 해주었다가 바람과 찬 기운에 침범을 받아도 역시 팔이 아프다. 세 번째는 痰飮으로 팔다리는 脾에 속하는데 비기가 막혀서 올라가지 못하면 痰이 위쪽으로 올라와 팔에 침범하기 때문에 팔이 아프다. 마지막으로 氣血不足 및 退行性 變化가 있는데 나이가 들어감에 따라 氣血이 부족하게 되면 뼈도 노화되고 근육과 인대를 滋養하지 못하므로 통증이 발생하게 된다. 또한 내장기 병변이나 오랜 병으로 體弱하여 肝腎虛損, 단련부족 등으로 筋骨不健하여 外力이 경미하더라도 나타나게 되는 경우도 이 범주에 속한다고 할 수 있다.

2) 증상

어깨 관절의 병변으로 인한 증상으로는

① 일반적으로 견관절 부위의 통증이나 저림, 탈력감, 둔중감, 뻐근한 느낌, 냉감 등의 지각 이상이 있을 수 있다.

② 운동 제한

③ 風寒濕이 원인인 경우 팔이 風寒濕의 침범을 받으면 통증이 더욱 심해진다.

④ 痰飮이 원인인 경우 팔을 들지 못할 만큼 아프거나 통증이 좌우의 팔로 왔다갔다 한다.

⑤ 경락별 증상

太陰經: 어깨 앞쪽 中府穴에 통증이 있고 팔을 뒤로 신전 시 통증이 심해짐

陽明小陽經: 어깨 외측 肩髃, 肩髎穴와 삼각근Deltoid m.에 압통이 있으며 외전 시 통증이 심해짐

太陽經: 어깨 뒤쪽 天宗穴에 통증이 있고 내전 시 통증이 심해짐 등이 있다.

3) 治法

(1) 經絡 테스트

움직임에 따라 유발되는 통증이나 호소를 용이하게 경감시키기 위해서는 그 움직임이 있을 때 신전되는 부위에 분포하는 경락을 치료 대상으로 하는 것이 임상적으로 가장 효과적인 경우가 많다. 이 경우 단관절에 있어서의 부하에 대한 반응에서 이상 경락을 판단하는 것을 진단의 기본 원칙으로 한다. 또한 경락분포의 특징을 고려에 넣어 단관절의 반응을 조합시키면서 다관절에 걸친 신전이상을 판단한다. 부하에서 통증이나 당기는 느낌 등이 유발될 때, 이 때에 늘어나는 경락에 신전저해가 있다고 판단하고, 그 경락에 치료하는 것을 치료의 기본원칙으로 한다.

견부의 前廉은 陽明經이, 後廉은 太陽經이 外廉은 小陽經이 內前廉은 太陰經이, 內後廉은 少陰經이 內廉은 厥陰經이 유주하므로 경락분포의 특징에 의거하여 분석하여 치료 방법을 결정한다.

(2) 鍼治療

a. 常用穴 및 隨證穴

① 常用穴

近位: 風池, 肩井, 肩髃, 肩髎, 臑兪, 臂臑, 肩貞, 天宗, 巨骨

原位: 中渚, 後鷄, 合谷, 曲池, 外關, 또는 각 經의 兪穴을 취하되 부기가 있으면 井穴 瀉血

寄穴: 淸溪, 尺松(巨刺)

② 隨證穴

風勝者: 風池, 外關, 缺盆

寒勝者: 肩髎, 臑兪

濕勝者: 陰陵泉, 足三里

痰飮者: 豊隆, 足三里, 淸溪

③ 痛處에 따른 加減穴

肘臂痛: 間使, 三間, 合谷, 肩井, 經渠, 太淵

手掌腫痛: 勞宮, 曲澤

臂肩强直, 不能屈伸: 尺澤, 曲池, 手三里

臂膊痛 及 癩痺: 肩髃, 手三里, 外關, 肩井, 曲池, 合谷, 水上廉

臂痠痛攣: 肘髎, 竅陰, 尺澤, 前谷, 後谿, 支溝

肘臂腕皆痛: 後谿. 中渚, 合谷, 內關

腕痛: 腕骨, 合谷, 中渚

肩髃痛: 外關, 魚際, 合谷

手不能擧: 肩髃, 曲池, 中渚, 淸冷淵, 關衝

b. 經絡의 流注에 따른 鍼灸治療

① 大腸經: 肩髃, 巨骨, 臂臑, 曲池, 合谷

② 三焦經: 肩髎, 臑會, 天井, 外關, 中渚

③ 小腸經: 秉風, 天宗, 臑兪, 肩貞, 後谿

c. 原因疾患에 따른 鍼灸治療

① 극상근건염

近位: 巨骨, 肩髃, 압통점에서 봉우리 밑을 관통하듯이 橫刺, 염전제
   삽법을 사용하여 견부전체에 酸脹痲感이 있고 手指까지 전해
   지게 한다.

原位: 合谷, 曲池

② 상완이두근건막염

近位: 壓通點에 上下로 透刺하거나 十二刺의 하나인 齊刺法(정중에
   一鍼 측방에 二鍼)

原位: 尺澤, 太淵

③ 견봉하 점액낭염

近位: 肩髃에서 봉우리밑 방향으로 橫刺한 후 上方으로 透刺, 또는
   肩髃 壓通點에 齊刺法

原位: 合谷, 曲池

④ 유착성 관절낭염(五十肩)

近位: 肩髃, 肩髎, 天宗, 壓通點에 〈黃帝內經〉의 合谷刺法으로 여러
   방향으로 透刺

原位: 合谷, 曲池

五十肩에 條口, 條口透承山 또는 陽陵泉透陰陵泉을 시행하여 得氣
後 어깨관절운동을 시키면 진통효과와 근긴장 완화로 운동범위를 확

대시키는 효과가 있다. 어느 정도 운동범위가 넓어지면 手三里 四瀆에
자침한다.

(3) 藥物治療

① 風邪가 심하면 祛風通絡, 散寒祛濕 위주로 防風湯, 烏藥順氣散
을, 寒邪가 심하면 散寒止痛, 祛風除濕을 목표로 烏頭湯, 五積散
을, 濕邪가 심하면 除濕通絡, 祛風散寒을 목적으로 羌活勝濕湯,
觸痺湯을 쓴다. 痰飮이 원인인 경우는 소화기 장애가 주원인이므
로 健脾化飮, 祛痰和絡을 목표로 苓桂朮甘湯, 手拈散, 蟠蔥散에
蔘朮健脾湯이나 香砂六君子湯을 合하거나 二陳湯, 藿香正氣散
合人蔘養胃湯, 半夏芩朮湯을 응용한다.

② 左肩臂痛에는 加味二陳湯(半夏二錢, 熟地黃 赤芍藥 川芎 當歸 各
一錢二分半, 蒼耳子 獨活 香附子 皂角子 山梔 橘皮 赤茯苓 各 一
錢, 木花子 白七角刺 灸甘草 各 五分 薑三 空心服), 加味芎歸湯
(桑枝 一兩, 桂枝 當歸 各 一錢半, 川芎 羌活 薑黃 各 一錢, 海東皮
牧丹皮 桃仁 玄蔘 沙蔘 玄胡索을 隨症用之. 寒熱이 有한時는 柴
胡 黃芩 黃梅木等을 加入用之함 空心服), 加味地黃湯(熟地黃 海
東皮 各 四錢, 山藥 山茱萸 各 二錢, 赤茯苓 澤瀉 沙蔘 薑黃 橘皮
烏藥 白扁豆 各 一錢半, 川芎 枳實 各 七分 或 一錢 空心服)

③ 右肩臂痛에는 加味平胃散(黃芪 蜜灸 四錢, 海東皮 厚朴 各 二錢,
山査 陳皮 各 一錢四分, 蒼朮 蘿葍子 各 一錢, 枳殼 薑黃 桂皮 木
香 各 八分, 甘草 六分 薑三棗二), 加味藿香正氣散(海東皮 香附
子 各 三錢, 藿香 山査 各 一錢半, 蘿葍子 蘇葉 各 一錢, 白芷 大腹
皮 白茯苓 厚朴 白朮 陳皮 半夏 桔梗 皂角子 甘草 各 五分 薑三棗
二 食遠服), 加味査陳飮(山査 海陳皮 各 三錢, 蘿葍子 二錢, 枳殼
桔梗 桂皮 當歸酒洗 川芎 白芍藥 熟地黃 各 一錢二分半, 橘皮 厚
朴 白芥子 薑黃 各 八分 食遠服), 加味當歸湯(當歸 川芎 各 三錢,
南星 川烏(炮) 半夏 各 二錢半, 桂枝 赤茯苓 各 二錢, 甘草 淸蜜

一錢 和服 空心服), 加味平胃散(桂枝 防風 蒼朮 各 二錢, 陳皮 一錢四分, 厚朴 一錢 甘草 各 六分 薑三棗二 食遠服)

2. 수완관절 질환의 한방치료

1) 개요

한의학에서는 臂下와 掌上部의 關節處를 손목(腕)이라고 하며 또는 掌後의 大橫紋部도 腕이라 칭한다. 손목 아래가 손인데 손에는 다섯 개의 손가락이 있으며 각각 다른 이름을 가진다. 첫 번째 손가락을 大指, 두 번째 손가락을 塩指, 세 번째 손가락을 長指, 네 번째 손가락을 無名指, 다섯 번째 손가락을 小指라고 한다.

手腕關節은 關節軟骨에 손상을 줄 수 있는 다양한 형태의 손상으로 關節炎이 발생하기 쉬운 관절이다. 환자들은 대부분 통증, 불안정성, 강직, 종창, 근력 약화, 무감각, 종괴 등의 증상을 가지고 있으며, 이들 증상의 원인 질환 중 수근관 증후군, 방아쇠 수지, 결절종, 엄지의 수근 중수 관절염, 요골수근골 관절염이 90% 이상을 차지하며, 손과 손목의 구조물들은 1.5cm 내의 조직 내에 위치하고 연조직이 있으므로 대부분 종창과 압통의 정확한 위치를 쉽게 찾아낼 수 있다.

2) 治法

(1) 鍼治療

兩手拘攣: 曲池先瀉, 後補肩髃, 手三里

手掌痛: 經渠, 列缺, 少衝, 中衝, 間使, 太淵

手掌紅腫: 大陵, 勞宮, 中衝

手指拘攣: 伸縮疼痛: 臨泣, 尺澤, 陽溪, 中渚

手指節痛: 不能屈伸: 外關, 陽谷, 五處, 腕骨, 合谷

兩手顫蒴, 不能握物: 臨泣, 曲澤, 腕骨, 合谷, 中渚

手掌熱: 內關, 列缺, 曲池, 通理, 神門, 後鷄

腕勞: 列缺

手腕起骨病 名曰繞踝風: 臨泣, 太淵, 腕骨, 大陵

兩手痲木: 八邪, 外關, 天井, 曲池, 經渠, 陽溪, 腕骨, 上廉, 合谷, 大椎, 肩髃, 堅貞, 曲池, 手三里

(2) 藥物治療

治左拇指病: 加味瀉白湯(地骨皮 桑白皮 各 二錢, 當歸 川芎 白芍藥 熟地黃 各 一錢二分半, 防風 甘草 各一錢 食遠服)

治左食指病: 加味五苓散(蔘 澤瀉 各 二錢半, 白朮 赤茯苓 猪苓 白芍藥 條芩 各 一錢半, 枳實 木香 各 七分 桂枝 五分 空心服)

治左長指病: 加減安神四物湯(當歸 白芍藥 生地黃 熟地黃 人蔘 酸棗 仁炒黑 黃連 梔子炒 麥門冬 竹茹 各 七分, 棗二 梅一 米 炒 一撮 或 辰砂六分 調服 空心服)

治左無名指病: 加味地黃湯(熟地黃 四錢, 山藥 山茱萸 二錢, 白茯苓 牧丹皮 澤瀉 葛根 山查 蘿葍子 各 一錢半, 升麻 檳榔 各 一錢 黃連 七分 空心服)

治左小指病: 淸离滋坎湯(熟地黃 乾地黃 天門冬 麥門冬 當歸 白芍藥 山茱萸 山藥 白茯苓 各 七分, 牧丹皮 澤瀉 知母 黃柏 灸 甘草 各 五分, 燈心 一團 空心服)

治右拇指病: 加味生脈散(黃芪 麥門冬 各 二錢, 人蔘 五味子 防風 蘿 葍子 各 一錢, 皂角子 五分 食遠服)

治右食指病: 加味芩芍湯(白芍藥 黃芩 各 二錢, 桂枝 山查 檳榔 甘草 一錢, 枳殼 木香 防風 密陀僧 各 五分 空心服)

治右長指病: 加味理中湯(人蔘 白朮 乾薑 各 二錢, 白薇 甘草灸 各 一 錢, 枳實 川黃連 各 七分 空心服)

治右無名指病: 加味養胃湯(蒼朮一錢半 陳皮 半夏 厚朴 各 一錢二分 半, 藿香 赤茯苓 各 一錢, 草果 人蔘 灸甘草 滑石 各

　　　　　　五分 食遠服)

治右小指病: 加味淸心蓮子湯(蓮子肉 二錢, 黃芪 熟地黃 當歸 白茯神
　　　　　　酸棗仁炒 遠志 人蔘 各 一錢, 黃芩 車前子 麥門冬 地骨
　　　　　　皮 甘草 各七分 空心服)

3. 슬관절 질환의 한방치료

1) 개요

　한의학에서는 膝部 질환에 대해 〈黃帝內徑·素問·經脈篇〉에는
"膝腫痛"이라고 기술이 되어 있으며, 膝痛은 膝關節 질환에서 흔히 나
타나는 증상의 일종으로서, 鶴膝風, 歷節風 및 膝腫痛 등에서 찾아볼
수 있다. 鶴膝風은 膝腫痛과 유사하나 但痛而不腫한 점에서 차이가 난
다. 원, 명 시대에는 〈黃帝內徑〉說을 바탕으로 슬관절질환을 鶴膝風,
歷節風, 痛風, 痹證 등으로 세분화 시켰다. 그 밖에 脚氣도 슬부 질환
의 범주에 포함되는 것으로 緩風, 脚弱, 軟 脚風 등의 異名이 있다. 〈諸
病源候論〉, 〈備急千金要方〉, 〈中臟經〉 등에 '脚氣'가 나타나는 것으
로 보아 수당대에 생긴 질환명인 것으로 생각된다. '脚氣'에서 脚은
당연히 다리를 의미하니, 병이 주로 다리에 생기는 것이며, 氣의 정확
한 뜻을 파악할 수는 없으나, 風毒之氣 등 外邪를 의미한 것을 보인다.
　슬부질환에 대한 한의학적 인식은 〈黃帝內徑〉에서 痹證의 범주로
상세히 소개되었고, 골관절 질환과 관련하여 骨痹라는 병증명이 따로
분리되었다. 〈中臟經·骨痹篇〉에는 "骨痹者, 及嗜欲不節, 傷於腎也"
라고 하여 內傷 病因을 제시하였고, 〈諸病源候論〉에 처음으로 슬관절
에 관한 骨痹症이 언급되었다. 〈備急千金要方〉에는 骨痹가 진행되면
骨極病이 발생한다고 하였는데, 이는 양방의학에서 말하는 퇴행성 관
절염과 흡사한 기전을 보인다. 후세의 대부분 문헌에는 骨痹를 따로
분류하기 보다는 痹症의 범주에서 설명하는 경우가 많았으며, 단지 금

원 시대의 이동원과 주단계만이 痛風門을 별도로 구분하였다. 그러나 痛風, 痹症이나 수당 시대의 장중경 등이 제시하였던 歷節, 白虎등은 辨證施治에 있어서 본질적인 차이가 없으므로 명청 이후로 번잡한 변증명칭을 통일시키려는 주장하에 현재까지 모두 痹症으로 귀결하여 다루고 있다.

2) 治法

膝部를 경유하는 經脈은 足陽明胃經, 足太陰脾經, 足少陽膽經이므로 이러한 경맥의 穴에 주로 刺鍼하게 되고, 약물치료의 경우 補肝腎陰虛 및 破瘀血을 위주로 한다. 국소의 관절변형이나 통증의 특징에 따라 鶴膝風, 風寒濕痺 또는 骨痺 등의 명칭이 붙고, 전신의 관절증상이 수반되는 경우 歷節風이나 痛風, 白虎風 등의 병증으로 구분되지만 辨證施治에는 대부분 痹症의 범주에서 다루고 있다. 서양의학에서 주로 언급되는 슬부의 퇴행성 관절염이나 류마티스 관절염은 鶴膝風, 膝部 痹症의 범주로 분류할 수 있다.

(1) 鍼治療

현대의 퇴행성 관절염 및 류마티스 관절염은 한의학의 鶴膝風, 痹症, 歷節風, 脚氣의 범주로 고찰할 수 있다. 이에 대하여는 祛風濕, 淸血熱, 化濕痰 작용을 통하여 經脈을 소통시키고 氣血을 조화시키는 방법을 통치법으로 제시할 수 있다.

a. 침자법
① 取穴

內膝眼, 外膝眼, 陽陵泉, 膝陽關, 血海, 足三里, 鶴頂, 委中, 阿是穴

膝眼은 일반적으로 침감이 강하지 않다. 강하게 자입하여 할 필요는 없다. 그러나 陽陵泉은 침감을 강하게 한다. 연조직손상에는 압통점취혈을 결합하고, 내측부인대손상에는 혈해를 취혈하고, 외측부인대손상에는 양구 등의 혈을 취혈한다.

② 병증별 취혈

가. 鶴膝風

足三陰經絡이 虛損할 때 風邪가 乘하여 발생한다. 祛風濕 및 補肝腎을 위주로 한다. 足三里, 委中, 犢鼻, 三陰穴 등이 사용된다.

나. 痺症

病邪의 특성에 따라 風寒濕熱痺 등으로 분류되며, 祛風濕熱, 溫經通絡, 消腫止痛을 위주로 한다. 陽陵泉, 足三里, 犢鼻, 委中 등의 슬관절 주위의 경혈들이 다용된다.

行痺: 風門, 肝兪, 膈兪(祛風, 活血養血)

痛痺: 大椎, 關元(補氣回陽)

着痺: 脾兪, 中脘. 陽陵泉(健脾化濕)

熱痺: 曲池, 合谷(淸瀉熱邪)

다. 歷節風

風寒濕이 經絡에 침습하여 氣血이 凝滯되고 津液이 쌓여 오래되면 榮衛가 통행하기 어려우며, 正氣와 邪氣가 서로 싸워 통증이 발생하므로, 補血 및 淸血, 破瘀를 위주로 한다. 環跳, 陽陵泉, 足三里, 曲池, 委中, 絶骨 등이 사용된다.

라. 脚氣

濕脚氣와 乾脚氣로 분류되며, 祛風濕 및 補陰, 宣統을 위주로 한다. 초기에는 脚氣八處穴을 응용하며 足三里, 絶骨, 三陰交, 脾兪, 胃兪, 陽陵泉, 足臨泣 등이 사용된다.

마. 膝關節 捻挫

- 內側捻挫

슬관절 내측에 압통, 산통 등이 있다.

患處鍼刺法: 合穴로 陰陵泉에서 引氣

兩側刺鍼法: 陽陵泉, 足三里, 陰陵泉

기타치료법: 반대측의 天鐘 眞鐘穴혹은 환처 부위로서 슬내측부를 중심으로 상하 부위에서 膝側을 향하여 침을 자침하는 방법이다. 즉 陰陵泉에서 자침방향을 上方의 痛處로 하고, 血海에서 자침방향을 下方으로 한다.

- 外側捻挫

슬관절 외측에 압통, 산통 등이 있다.

患處鍼刺法: 合穴로 陽陵泉에서 引氣

兩側刺鍼法: 陽陵泉, 足三里, 懸鐘, 條口

기타치료법: 반대측의 天鐘 眞鐘穴 혹은 환처 부위를 중심으로 사하부에 있는 혈에 자침하는데 역시 방향은 患處를 향하게 한다.

슬관절에서 위경락의 유주부위에 병변이 발생하였을 때에는 足三里와 梁丘穴을 취혈하면 효과가 좋다.

③ 사암침법

가. 鶴膝風

증상: 상, 하퇴는 가늘고 오직 膝眼만이 腫大하여 鶴의 膝과 같으며, 시작될 때에는 寒熱이 번갈아 나타고 아프기가 범이 무는 것과 같아서 걷기가 불능하다가 오래되면 潰함

치법: 中脘 正, 環跳 瀉

나. 痿躄

증상 : 다리가 휘청거려서 걷지를 못함

치법: 太白, 太淵 補, 少府, 魚際 瀉- 폐정격

다. 脚足轉筋

증상: 다리가 뒤틀어지거나 쥐나는 것

치법: 膽虛이므로 通谷, 俠谿 補, 商陽, 竅陰 瀉 -담정격

(2) **藥物治療**

① 鶴膝風 치방

三氣飮: 寒氣편승에 溫散止 함

大防風湯, 五積散: 風氣편승에 祛風止痛함

蒼龜丸: 濕氣편승에 서濕止痛 함

八味元, 獨活氣生湯: 肝腎虛損에 補肝腎 함

② 痺症 치방

附子湯: 風寒濕痺에 사용함

五物湯: 骨弱肌虛盛한 자의 血痺에 사용함

羚羊角湯: 筋痺로 인한 肢節束痛에 사용함

③ 歷節風 치방

烏藥順氣散: 일체의 風疾에 먼저 복용하여 疏通氣道함

大羌活湯, 消風活血湯: 風濕相搏하여 經絡凝滯 시에 사용함

靈仙除痛飮: 肢節束痛에 사용함

芎夏湯, 半夏芎朮湯: 痰飮注痛에 사용함

④ 脚氣 치방

清熱瀉濕湯: 下肢痛症이 주증상인 경우에 사용함

檳蘇散: 下肢拘攣症이 주증상인 경우에 사용함

大羌活湯: 治風濕相搏(肢節束痛 不可屈伸)이 주증상인 경우에 사용함

⑤ 슬관절염

좌슬관절염: 陰虛精水不足 亦爲血症이니 加味地黃湯(熟地黃 鹿茸
下帶 各 四錢, 山藥 山茱萸 白朮 牛膝 各 二錢, 白茯笭
牧丹皮 澤瀉 各 一錢半, 或 去 鹿茸하고 鹿角膠 四錢調
服 空心服)이나 加味四物湯(鹿茸下帶 四錢, 白朮 牛膝
各 二錢, 熟地黃 白芍藥 川芎 當歸 各 一錢二分 或 去
鹿茸하고 眞鹿角膠 四錢調服 空心服)

우슬관절염: 消化不良과 氣虛하여 不能運血하고 精水不足으로 發
하는 것이니 加味平胃散(蒼朮 金銀花 牛膝 木果 山査
各 二錢, 陳皮 蘿葍子 藿香 麥芽 桂枝 各 一錢 四分, 厚
朴 木香 小茴香 枳實 各 一錢, 皂角子 甘草 各 六分, 薑
三棗二 空心服)이나 加味右歸飮(熟地黃 四錢, 山藥 拘
杞子 杜冲 牛膝各 二錢, 山茱萸 炮附子 肉桂 灸甘草 各
一錢 空心服)

4. 족관절 질환의 한방치료

1) 개요

足에는 髀, 股, 膝, 腨, 脛, 腕으로 구분되는데, 膝의 上部를 髀로, 膝
上의 骨을 髀骨로, 髀骨과 䯏骨의 연접된 곳을 髀樞라 한다. 髀의 內側
을 股라 하고, 髀의 外側을 腿라 한다. 腿下와 脛上의 연접된 곳을 膝
이라 하며, 膝의 蓋骨을 䯏이라 한다. 膝下를 脛이라 하고, 膝下의 骨
을 䯏이라 하며 脛의 後角腹은 腨이라 하거나 혹은 足肚를 腨라고도
한다. 脛下와 足上의 닿는 곳을 腕이라 하고, 腕骨을 踝라 한다. 足部
전체를 통용하여 '脚'이라 한다.

2) 치법

(1) 捻挫 치법

대략 3개의 치료법으로 나눌 수가 있다.

① 반대측 압통부 자침법: 이 방법은 환부의 압통처와 상대되는, 반대 부위를 자침하는 것이다. 일종의 반대측 阿是穴이 되는데 邪氣를 반대측으로 引氣 시킴으로써 치료가 되는 것이다.

② 患側刺鍼法: 이 방법은 阿是穴을 취하여서 자침하는 법으로, 瘀血이 되어 있는 것을 解鬱시키는 작용이 있어 氣의 순환을 순조롭게 하기 때문에 치료가 되는 것이다. 그 후 해당 경락의 合穴을 취하게 되는데 이는 引氣시키는 방법이다.

　　兩側取穴法: 반대측 압통부 자침법과 患處 자침법을 종합한 것으로 양측의 기혈을 조절하여서 치료되는 것이다.

③ 기타치료법: 經外奇穴이나 경험침을 사용하여 치료하는 방법도 있다.

대체로 급성 염좌 손상시 대측 족부 상응부위를 취혈하면, 舒筋停痛 작용이 있다. 만성인 자는 국부혈에 온침을 사용하여 溫通氣血한다.

　a. 內側捻挫

　商丘, 照海穴에서 압통이 나타나게 된다.

　患處刺鍼法은 商丘, 照海, 太谿穴을 刺鍼하고 合穴로 三陰交, 陰陵泉, 陰谷을 刺한다.

　兩側刺鍼法은 三陰交

　기타치료법은 슬관절과 동일하다.

　b. 外側捻挫

　제일 많은 것으로 압통은 丘墟, 申脈, 崑崙에 많이 나타난다.

　患處刺鍼法은 丘墟, 臨泣, 申脈, 崑崙穴을 刺鍼하고 合穴로서 三里,

陽陵泉에서 引氣시킨다.

兩側刺鍼法은 懸鐘, 條口, 崑崙

기타치료법은 슬관절과 동일하다.

(2) 藥物治療

① 腎陰虧虛: 足根酸痛, 不紅不腫, 腰酸腿軟, 足熱感, 而 不能久立, 舌淡紅 少苔, 脈細數

治法: 滋補腎陰-左歸丸

② 腎陽不足: 足根, 足指, 足掌 冷痛, 腰膝酸痛, 喜溫畏冷, 小便清長, 舌淡 苔薄白, 脈沈細無力

治法: 溫腎壯陽- 右歸丸

③ 寒濕畏水: 足根腫痛 痲木, 近熱則痛感, 下肢腫感無力, 關節屈伸 不利, 舌苔薄膩 脈緩

治法: 祛寒除濕 益腎止痛- 獨活氣生湯

④ 瘀血內阻: 足根刺痛 固定不利, 着地困難 步行時刺痛甚, 舌瘀斑, 脈細澁

治法: 活血化於止痛- 桃紅四物湯

⑤ 治左掌心足踵病: 加味地黃湯(熟地黃 四錢, 山藥 山茱萸 沙蔘 蒼朮 各 二錢, 白茯苓 牧丹皮 澤瀉 白扁豆 各 一錢半, 升麻 防風 各 六分 或加 乾薑 一錢半 空心服)

治左足太陰脾血虛及足厥陰肝經病: 加味四物湯(香附子 三錢, 白朮 二錢, 當歸 川芎 白芍藥 熟地黃 各 一錢三分半, 枳實 山査 澤蘭葉 白荳簆 各 一錢, 薑黃 木香 桂皮 各 八分, 黃連 七分 空心服)

治左次指中指間病: 加味升葛湯(沙蔘 葛根 五加皮 山査 各 二錢, 蘿葍子 升麻 白芍藥 浮萍 車前子 防風 黃芩酒洗 甘草 各 一錢, 薑 三蔥二 食遠服)

治左小指病: 小柴胡湯

治左小指病足太陽膽經血虛: 加味五苓散(澤瀉 玄蔘 各 二錢半, 白

朮 五加皮 猪笭 赤茯笭 各 一錢半, 桂皮 五分 空心服)

⑥ 治右足掌病: 雙和湯, 濕痰으로 인한 경우는 不換金正氣散, 命門
虛로 인한 경우는 八味湯, 雙和湯을 사용한다.

治右拇指: 理陰煎(熟地黃 五錢, 當歸 三錢, 白芍藥 乾薑 各二錢,
桂皮 甘草 各 一錢 空心服)

治右次指長指間病: 人蔘養胃湯(蒼朮 一錢半, 陳皮 半夏 厚朴 各
一錢二分半, 藿香 赤茯笭 各一錢, 草果 人蔘 灸甘草 各五分, 薑三
梅一 食遠服)

治右小陽經及膽經所崇卽陽虛症 加味平建湯(白芍藥 三錢, 桂皮
蒼朮 各 二錢, 蘿崇子 陳皮 各一錢四分, 茵蔯 厚朴 各一錢, 枳殼
木香 玄胡索 甘草 各六分 薑三棗二 空心服)

治右足太陽膀胱所崇亦陽虛症: 加味煖肝煎(拘杞子 三錢, 當歸 烏
藥 蒼朮 白茯笭 小茴香 玉 蜀鬚 各二錢, 枳實 木香 桂皮 澤瀉 各一
錢 空心服)

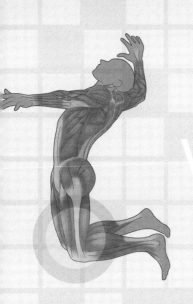

Volley Ball

참고문헌

- Cynthia C. Norkin Pamela K. Levangie, Joint structure & function, 영문출판사, 2000년
- David J. Magee, 정형물리치료 진단학, 현문사,1998년
- Donald A. Neumann, 근골격계의 기능해부 및 운동학, 정담 미디어 2004년
- Florence Peterson Kendall Elizabeth Kendall Patricia Geise Provance, Muscles testing and function, 푸른솔, 2001년
- Freddy M. Kaltenborn, Kaltenborn정형도수치료, 영문출판사, 2001년
- I.A.Kapandji, 관절 생리학, 현문사 1994년
- James Cyriax, 정형의학 cyriax,현문사, 1996년
- Janet G. Travell David G. Simons, Myofascial Pain and Dysfunction, Williams & Wilkins, 1987년
- Vaclav Vojta, 반사적 진행동작과 운동개체발생의근육작용, 도서출판 영창, 1997년
- 김광원, 정형의학 테이핑 치료, 대성문화사 2004년
- 김문기, 스포츠상해와 응급처치, 대경북스, 2006년
- 김원, 스포츠응급처치, 군자출판사, 2003년
- 나영무, 스포츠 손상과 재활 치료, 한미의학, 2002년
- 대한침구학회 교재편찬위원회 편저. 침구학. 집문당, 2008년
- 무카이노 요시토, 게랄드 퀼브링거, 친유, 경락테스트. 대성의학사, 2005년
- 미야케 키미토시, 스포츠응급처치, 대한미디어, 2007년
- 상해중의학원 편, 상과학. 상무인서관.1982년
- 상해중의학원 편, 침구학. 상무인서관.1982년
- 이경태, 축구의학, 군자출판사, 2002년
- 정진욱역, 척추와 사지의 검진, 대학서림, 1986년
- 조상현역, 움직임 해부학, 영문출판사, 1999년
- 한방재활의학과학회, 한방재활의학. 군자출판사, 2005년
- 홍순승, 홍가정진비전, 보문출판사, 1955년
- Aagaard H and Jorgensen U. Injuries in elite volleyball. Scand J Med Sci Sports. 1996;6:228-232.
- Aagaard H, Scavenius M, Jorgensen U. An epidemiological analysis of the injury pattern in indoor and in beach volleyball. Int. J. Sports Med. 1997;18:217-221.
- Bahr R and Bahr A. Incidence of acute volleyball injuries: a prospective cohort study of injury mechanisms and risk factors. Scand J Med Sci Sports. 1997;7:166-171.

- Bahr R, Karlsen R, Lian O, et al. Incidence and mechanisms of acute ankle inversion injuries in volleyball. Am J Sports Med. 1994;22(5):595-600.
- Bahr R, Lian O and Bahr A. A twofold reduction in the incidence of acute ankle sprains in volleyball after the introduction of an injury prevention program: a prospective cohort study. Scand J Med Sci Sports. 1997;7:172-177.
- Cook JL, Khan KM, Harcourt PR, et al. A cross sectional study of 100 athletes with jumper's knee managed conservatively and surgically. Br J Sports Med. 1997;31:332-336.
- Erin Cassell. Spiking Injuries out of Volleyball: A Review of Injury Countermeasures. Monash University Accident Research Centre. 2001 June Report No. 181.
- Ferretti A, Papandrea P and Conteduca F. Knee injuries in volleyball. Sports Med. 1990;10(2):132-138.
- Ferretti A. Epidemiology of jumper's knee. Sports Med. 1986;3:289-295.
- Goodwin Gerberich S, Luhmann S, Finke C, et al. Analysis of severe injuries associated with volleyball activities. The Physician and Sports Medicine. 1987;15(8):75.
- Griffin LY, Agel J, Albohm MJ, et al. Noncontact anterior cruciate ligament injuries: risk factors and prevention strategies. J Am Acad Othop Surg. 2000;8(3):141-50.
- Gwinn DE, Wilckens JH, McDevitt ER, et al. The relative incidence of anterior cruciate ligament injury in men and women at the United States Naval Academy. Am J Sports Med. 2000;28(1):98-102.
- Harmon KG and Ireland ML. Gender differences in noncontact anterior cruciate ligament injuries. The Athletic Woman. 2000;19(2):287-303.
- Jobe FW, Pink M. Classification and treatment of shoulder dysfunction in the overhead athlete. JOSPT. 1993;18(2):427-432.
- Kibler WB, Chandler TJ, Uhl T, Maddux RF. A musculoskeletal approach to the preparticipation physical examination: preventing injury and improving performance. Am J Sports Med 1989; 17(4): 525-531.
- Knight KL. Cryotheraphy: theory, technique and physiology. Chatanooga: Chattanooga Corporation. 1985.
- Kugler A, Kruger-Franke M, Reininger S, et al. Muscular and shoulder pain in volleyball attackers. Br J Sports Med. 1996;30:256-259.
- Kujala UM, Taimela S, Antti-Poika I, et al. Acute injuries in soccer, ice hockey,

volleyball, basketball, judo and karate: analysis of national registry data. BMJ 1995;311(7018):1465/

- Larkins PA. Common running problems. Canberra: Australian Sports Medicine Federation,1990.
- National Sports Trainers' Scheme. Sports First Aid course material. Australian Sports Medicine Federation, 1994.
- Nirschl RP. Prevention and treatment of elbow and shoulder injuries in tennis players. Clin Sports Medicine 1988;7(2):289-308.
- Reeser JC, Verhagen E, Briner WW, Askeland TI, Bahr R. Strategies for the prevention of volleyball related injuries. Br J Sports Med. 2006 Jul;40(7):594-600; discussion 599-600.
- Schafle MD, Requa RK, Patton WL, et al. Injuries in the 1987 National Amateur Volleyball Tournament. Am J Sports Med. 1990;18(6):624.
- Ticker JB, Fealy S, Fu FH. Instability and impingement in the athlete's shoulder. Sports Med 1995;19(6):418-426.
- Tropp H, Askling C and Gillquist J. Prevention of ankle sprains. Am J Sports Med. 1985;13(4):259-262.
- Verhagen E, van der Beek A, Twisk J, et al. The effect of a proprioceptive balance board training program for the prevention of ankle sprains: a prospective controlled trial. Am J Sports Med 2004;32:1385-93.
- Verhagen EA, Van der Beek AJ, Bouter LM, et al. A one season prospective cohort study of volleyball injuries. Br J Sports Med 2004;38:477-81.
- Vicenzino B, Vicenzino D. Consideration in injury prevention. In: Zuluaga et al. Eds. Sports Physiotherapy: Applied science and practice. Melbourne: Churchill Livingstone, 1995.
- Wang HK, Macfarlane A, Cochrane T. Isokinetic performance and shoulder mobility in elite volleyball athletes from the United Kingdom. Br J Sports Med. 2000 Feb;34(1):39-43.
- Watkins J and Green BN. Volleyball injuries: a survey of injuries of Scottish National League male players. Br J Sports Med. 1992;26(2):135

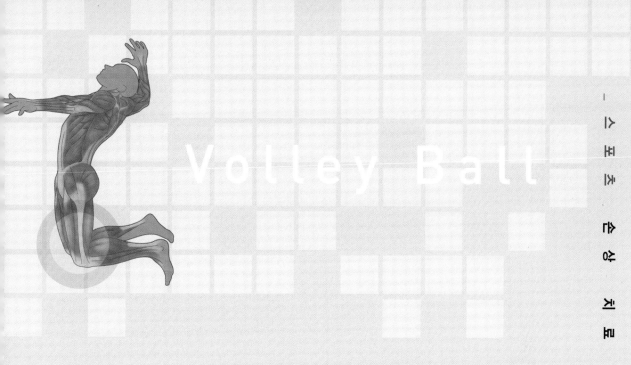

Volley Ball

08 부록

Chapter+++ -배구경기 규칙과 용어

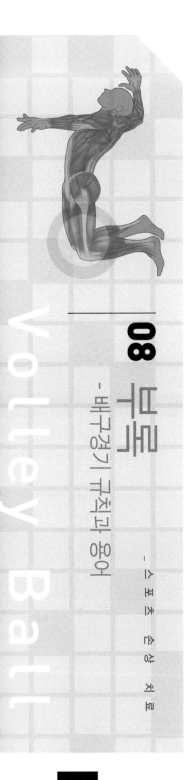

배구경기 규칙

1. 경기장
경기장이란 코트와 프리존을 포함한다.
경기장은 직사각형으로 둘로 나뉜 양쪽이 대칭을 이뤄야 한다.

1) 규격
경기 코트는 18m×9m 직사각형이며, 구획선으로 부터 최소한 3m 프리존이 있어야 하고 코트 면위 7m까지에는 어떠한 장애물이 있어서는 안된다. FIVB국제경기에 있어서는 프리존은 사이드라인으로 부터 최소한 5m, 엔드라인으로 부터 8m가 되어야 하며, 경기공간은 최소한 12.5m 까지의 공간에 어떠한 장애물도 있어서는 안된다.

2) 경기장의 표면
(1) 경기장의 표면은 균일하고 수평적이며 동일한 재질이어야 한다. 선수에게 부상 위험이 있어서는 안 되며 거칠거나 미끄러운 표면에서의 경기는 금지되어 있다.FIVB 세계대회와 모든 공식경기에 있어서는 목재나 합성표면만이 인정되며, 경기전에 FIVB 의 승인을 받아야 한다.

(2) 실내코트의 표면은 밝은 색이어야 한다.
FIVB 세계대회및 공식대회에서는 흰색으로 선을 그어야 하며 서로 다른 색상으로 경기 코트와 프리존이 구분되어야 한다.

(3) 실외 코트에서는 미터 당 5mm의 경사가 배수를 위해 허용되며, 딱딱한 재질로 만든 코트의 선은 금지된다.

3) 코트의 라인
(1) 모든 라인은 5cm 폭의 선으로 그려지며, 바닥과 다른 라인으로부터 구분되는 밝은 색상으로 그어져야 한다.

(2) 구획선
사이드 라인 2개와 엔드라인 2개로 경기장 코트를 표시한다. 양 사이드라인과 엔드라인은 경기장 코트의 면적 안에 포함되어야 한다.

(3) 센터라인

센터라인에 중심선을 따라 각각 9x9m 두개의 코트로 2등분된다. 센터 라인은 네트 바로 밑으로 하여 양 사이드 라인을 연결한다.

(4) 어택라인

어택라인은 센터라인으로부터 3m 넓이의 후방에 각각 그려지며, 이 지역을 프로트존이라고 한다. FIVB 세계대회와 모든 공식경기에 있어서는 어택라인은 폭 5cm, 길이 15cm인 5개의 짧은 선을 사이드 라인으로부터 각각 20cm로 떨어뜨려 1.75m 의 점선을 양쪽으로 그려야 한다.

4) 존과 에리어

(1) 프론트 존

프론트 존은 센터라인과 후방에 그려진 어택 라인 사이의 구역이다(라인의 폭은 그 구역에 포함됨). 프론트존은 양 사이드 라인 밖으로 프리존까지 연장되는 것으로 한다.

(2) 서비스 존

서비스 존은 각 엔드라인 후방에 9m의 폭을 갖는 에리어이다. 양 에리어는 각각 길이 15cm 의 짧은 선으로 구별한다. 이 선은 엔드라인 후방 20cm 되는 곳에 엔드 라인과 수직으로 양측 사이드 라인 연장선에 그려져야 한다. 이 두 직선은 서비스 존 내에 포함된다. 서비스 존의 폭은 프리존의 끝까지이다.

(3) 경기자 교대 지역

경기자 교대지역은 두 어택라인의 연장선과 기록석까지의 구역이다.

(4) 워밍 업 에리어

FIVB 세계대회와 모든 공식경기에 있어서는 약 3x3m 의 워밍 업 에리어가 선수 벤치 사이드 코너 프리존 지역의 바깥쪽에 설치된다.

(5) 벌칙 에리어

벌칙 에리어는 약 1x1m의 크기로 두 개의 의자가 놓여져 있어야 하며, 엔드라인의 연장선 밖 통제 지역 안에 위치한다. 벌칙 에리어는 5cm 넓이의 붉은 선으로 표시된다.

5) 기온

최저 온도는 섭씨 10도(화씨50도) 보다 낮지 않아야 한다. FIVB 세계대회와 모든 공식경기에 있어서는 최대 온도가 섭씨 25(화씨 77도)보다 높지 않아야 되고 최저 온도는 섭씨 16도

(화씨 61도)보다 낮지 않아야 한다.

6) 조명
FIVB 세계대회와 모든 공식경기에 있어서는 경기장의 조명은 코트 표면 1m의 상단에서 측정하여 1000-1500 룩스(lux) 이어야 한다.

2. 네트와 지주

1) 네트의 높이
네트는 센터라인의 수직상에 쳐져야 하며, 그 높이는 남자 2.43m ,여자 2.24m가 되어야 한다.

(1) 네트의 높이는 측정자로 네트 중앙에서 잰다. 네트의 양끝은(사이드 라인 위)코트 표면으로부터 같은 높이로 쳐져야 하며, 규정의 높이보다 2cm 를 초과해서는 안된다.

2) 네트의 구조
네트는 폭 1m 길이 9.50m로 센터 라인의 중심선 수직 상에 설치한다. 네트는 10cm 사방의 검정색 망목으로 만들어진 것을 사용한다. 네트 상단에는 5cm 폭의 수평 밴드가 있어야 하며 두 겹의 흰색 덮개로 전 길이에 꿰맨다. 밴드의 양끝에는 구멍이 있어야 하고 이 구멍을 통해 한 개의 끈이 통과하게 하여 밴드에 강하게 매여져 있게 하고 이 끈은 지주에 고정하여 네트의 상단이 단단히 유지되도록 한다. 밴드 내에는 유연한 철선이 들어 있어서 네트를 지주에 강하게 잘 맬수 있어야 한다. 네트 하단에는 (수평 밴드가 없음) 로프가 있고 이 로프는 네트의 망을 통해 연결되어 지주에 묶여 네트의 하단이 단단히 유지되도록 한다.

3) 사이드 밴드
폭 5cm , 길이 1m 의 백포를 양 사이드 라인 상단에 네트와 수직이 되게 달아야 한다. 사이드 밴드는 네트의 일부분으로 간주된다.

4) 안테나
안테나는 길이 1.80m 직경 10mm 의 유연한 대를 말한다. 안테나는 파이버 글라스나 이와 유사한 재질로 만들어야 한다. 안테나는 사이드 밴드 외측에 접하여 네트의 각각 반대편에 설치한다. 안테나는 네트 위로 80cm 나오도록 하고 10cm 간격으로 밝고 뚜렷이 나타나는 색으로 가능한 빨간색과 흰색으로 표시되어야 한다. 안테나는 네트의 일

부분으로 간주되며 허용공간의 옆 한계를 나타낸다.(규칙11.1.1)

5) 지주

(1) 지주는 사이드 라인으로부터 50cm 이상 1m이내 떨어져 있어야 하며 경기장 표면에 고정되어 있어야 한다. 높이 2.55m 의 두 개의 지주는 조정이 가능해야 한다. FIVB 세계대회와 모든 공식경기에 있어서 네트를 지지하는 지주는 FIVB의 합의가 없는 한 사이드라인으로부터 1m 밖의 거리에 위치한다.

(2) 지주는 둥글고 매끄러워야 하며, 줄로 연결하여 마루 바닥에 고정시키는 것은 금지되어 있다. 즉, 방해가 되거나 위험한 시설물이 없어야 한다.

6) 기타 설비

기타의 모든 설비는 FIVB 규정에 의해 결정된다.

3. 볼

1) 볼의 기준

볼은 둥글어야 하며 고무 또는 이와 유사한 재료로 만든 내피를 연한 가죽 또는 인조가죽으로 싸서 만들어야 한다. 색상은 동일한 밝은 색, 혹은 다양한 색상이 조합된 것이어야 한다.

공식 국제경기에서 사용되는 볼의 외피의 재질이나 볼의 색상등은 FIVB 의 기준에 부합되어야 한다. 공의 둘레는 65cm 이상 67cm 이하이어야 하며 무게는 260g이상 280g 이하여야 한다. 볼의 내부 기압은 0.30 ~ 0.325kg/cm (294.3 ~ 318.82mbar 또는 hpa)이어야 한다.

2) 볼의 균일성

배구 경기에 사용되는 모든 볼은 둘레, 중량, 기압, 형태, 색상 등이 같은 규격이어야 한다. FIVB 세계대회와 모든 공식 경기뿐만 아니라 국내 또는 리그 챔피언십에서도 FIVB 합의가 없는 한 FIVB 공식구를 사용하여야 한다.

3) 쓰리볼 시스템

FIVB 세계대회와 모든 공식경기에서는 3개의 볼이 사용된다. 이경우 6명의 볼 키퍼는 프리 존의 각 코오너에 1명씩 그리고 주심과 부심뒤에 1명씩 있게 된다.

4. 팀

1) 구성과 등록

(1) 한 팀은 최대한 12명의 경기자와 1명의 감독, 1명의 코치, 1명의 트레이너 그리고 1명의 의사로 구성된다. FIVB 세계대회와 모든 공식경기에서 의사는 사전에 FIVB에 등록되어 있어야 한다.

(2) 리베로를 제외한 경기자 중 한명은 경기 주장으로서 기록용지에 표시되어야 한다.

(3) 경기기록 용지에 기록된 경기자들만이 그 경기에 참가 할 수 있다. 팀의 주장과 감독이 경기 기록 용지에 일단 사인을 하면 기록된 경기자들은 바꿀 수 없다.

2) 팀의 위치

(1) 플레이 하지 않는 경기자는 팀 벤치에 앉아 있거나 자기편 코트쪽에 있는 웜 업 에리어에 있어야 한다. 감독과 팀 멤버들도 벤치에 앉아 있어야 하나, 잠시 자리를 이탈 할 수 있다. 팀 벤치는 프리 존 바깥의 기록석 옆에 설치된다.

(2) 경기중 허가된 멤버들만 벤치에 앉을 수 있고 또한 공식 연습에도 참가 할 수 있다.

(3) 경기를 하지 않고 있는 경기자가 볼을 갖지 않고 준비운동을 할 수 있는 경우는 다음과 같다.
① 경기중: 웜업 에리어
② 타임아웃 또는 테크니컬 타임 아웃 중: 자기편 코트 뒤의 프리존

(4) 세트간 휴식 시간에는 프리존에서 볼을 가지고 준비운동을 할 수 있다.

3) 경기자의 복장

경기자의 복장은 셔츠, 팬티, 양말(유니폼), 그리고 운동화이다.

(1) 팀의 모든 경기자(리베로 제외)의 팬티, 셔츠, 양말의 색깔과 디자인은 동일하고 깨끗해야 한다.

(2) 경기자의 운동화는 그 바닥이 뒤꿈치 없는 고무나 가죽으로 만든 가볍고 유연한 것이어야 한다. FIVB 세계대회와 및 공식대회에서 검은 무늬 바닥 소재의 신발을 신는 것은 허용되지 않으며 상의 및 반바지는 FIVB 공인 규정에 부합되어야 한다.

(3) 경기자의 유니폼 번호는 1에서 18번까지 이어야 한다.

① 경기자의 번호는 유니폼 상의 앞 뒤 중앙에 붙여져야 한다. 번호 색깔은 셔츠와는 다른 대조색이 되어야 한다.

② 경기자의 번호는 최소한 가슴에 15cm, 등에 20cm 크기의 번호를 달아야 한다. 숫자의 너비는 최소한 2cm로 한다. FIVB 세계대회와 모든 공식경기에서 경기자의 번호는 팬티의 오른쪽 다리부분에 붙여져야 한다.경기자의 번호는 높이 4-6cm가 되어야 하며, 숫자의 너비는 최소한 1cm로 한다.

(4) 팀 주장은 셔츠의 가슴 쪽에 붙여진 번호밑에 8x2 cm 크기의 표지를 달아야 한다.

(5) 팀의 경기자들은 타 경기자와 다른 색상의 유니폼을 착용해서도 안되며(리베로를 제외), 번호를 붙이지 않은 유니폼을 착용해서는 안된다.

4) 복장의 변경
주심은 1인 또는 그 이상의 경기자에게 다음과 같은 것을 허가 할 수 있다.

(1) 맨발로 경기하는 것

(2) 젖은 유니폼을 동일한 색, 디자인, 번호로 세트간 또는 경기자 교대후 새것으로 바꾸어 입는 것

(3) 날씨가 추운 경우 주심은 팀 전체가(리베로는 예외) 동일색, 디자인 정규의 번호가 붙어있는 트레 이닝복으로 경기하는 것을 허가할 수 있다(규칙 4.3.3).

5) 금지된 장식구
(1) 경기자에게 상처를 입힐 수 있거나 인위적인 혜택을 줄 수 있는 물체를 착용하는 것은 금지된다.

(2) 경기자 자신이 책임을 지고 안경 또는 렌즈를 착용할 수 있다.

7. 플레이의 구조

1) 토스

공식연습 전에 주심은 첫 서비스와 첫 세트의 코트를 결정하기 위해 토스를 행한다. 최종세트(5세트)가 될 경우 주심은 다시 한번 토스를 실시한다.

(1) 토스는 양팀의 주장을 불러 토스를 행한다.

(2) 토스의 승자는 다음의 것을 선택한다.
   ① 서비스권이나 서비스 리시브 또는
   ② 코트의 선택. 토스에 진 주장은 나머지를 취한다.
   ③ 양 팀이 별도로 공식 연습을 할 경우 최초 서비스권을 얻은 팀이 먼저 한다.

2) 공식 연습

(1) 경기 개시 전, 공식 경기장 이외에 다른 연습 코트가 있으면 공식 경기장에서 각각 3분간 공식연습을 하고 연습 코트가 없으면 각각 5분간 연습을 한다.

(2) 만약 양 팀 주장이 함께 공식 연습을 하겠다고 요청하면 규칙 (1)에 따라 6분 또는 10분간 공식 연습을 할 수 있다.

3) 팀 스타팅 라인-업

(1) 각 팀의 경기자는 항상 6인이어야 한다. 팀의 로테이션 순서는 스타팅 라인-업에 의해 결정되며 그 세트 동안 유지되어야 한다.

(2) 감독은 매 세트 개시 전, 라인-업 용지에 팀의 스타팅 라인-업을 기입해야 한다(규칙 20.1.2참조). 그는 이 용지에 사인한 후 부심 또는 기록원에게 제출해야 한다.

(3) 매 세트의 스타팅 라인-업에 들어 있지 않은 경기자들은 그 세트의 교대 경기자들이다(리베로는 예외).

(4) 일단 라인-업 용지를 부심이나 기록원에게 제출하게 되면 정상적인 경기자 교대를 제외하고 라인-업을 변경할 수 없다.

(5) 코트 내의 경기자의 위치와 라인-업 용지간의 불일치
① 세트 시작되기 전 불일치가 발견될 때, 경기자의 위치는 라인-업 용지에 기재된 대로

정정되어야 한다. 제제는 없다.

② 세트가 시작되기 전, 그 세트의 라인-업 용지에 등록되지 않은 경기자가 발견되었을 때 그 경기자는 라인-업 용지에 기재된 대로 교체 되어야만 한다. 제제는 없다.

③ 그러나 그 팀의 감독이 코트에 나온 경기자로 경기를 하려고 한다면 정규의 경기자 교대를 요구해야 한다. 이 경기자 교대는 기록 용지에 기록 된다.

4) 위치

서어버가 볼을 치는 순간, 각 팀은 로테이션 순서로 코트내에 위치해야 한다(서어버는 제외).

(1) 경기자의 위치는 다음과 같이 배열한다.
  ① 네트에 연하여 위치하는 3인의 경기자는 전위로 위치4(좌측), 3(중앙), 2(우측)의 위치를 차지한다
  ② 나머지 3인의 경기자는 후위로 위치 5(좌측), 6(중앙), 1(우측)의 위치를 차지한다.

(2) 경기자간의 상대적인 위치
  ① 각 후위 경기자는 각각에 대응하는 전위 경기자보다 네트에서 더 후방에 위치해 야 한다.
  ② 각 전위 경기자들과 각 후위 경기자들은 규칙 7.4.1에 정한 순서에 서로 위치해야 한다.

(3) 경기자의 위치는 그들이 지면에 대고 있는 양발의 위치에 의해 결정되고 통제된다.
  ① 각 전위 경기자의 한쪽 발의 일부는 대응하는 후위 경기자의 두 발보다 센터라인 에 더 가까이 있어야 한다.
  ② 각 우측(좌) 경기자의 한쪽 발의 일부는 중앙에 있는 경기자의 두발보다 우측(좌) 사이드 라인에 더 가까이 있어야 한다.

(4) 서비스가 행해진 후, 경기자들은 자기 코트나 프리 존의 어떤 위치에도 있을 수 있다.

5) 위치의 반칙

(1) 팀 경기자들은 서어버가 볼을 치는 순간 자신들의 정 위치에 있지 않으면 반칙이 된다.

(2) 서버가 볼을 치는 순간 서어빙 반칙이 되는 경우 그 반칙은 위치 위반보다 먼저 범한 반칙이 된다.

(3) 만약 볼을 친 후에 그 서비스가 실패했을 때는 위치 위반의 반칙이 먼저 범해 진것으로 된다.

(4) 위치 위반의 결과
　　① 팀은 반칙에 대한 벌칙으로 랠리를 잃는다.
　　② 경기자들은 정규의 위치로 돌아가야 한다.

6) 로테이션
(1) 로테이션 순서는 팀의 스타팅 라인-업에 의해 결정되고 그 세트의 서비스 순서가 된다.

(2) 리시이빙 팀이 서비스권을 얻으면, 그 팀 경기자 들은 시계 방향으로 한 자리씩 이동한다.(2번위치의 경기자는 서비스 할 1번 위치로 이동, 1번 위치는 6번 위치등)

7) 로테이션 반칙
(1) 로테이션 반칙이란 로테이션 순서에 따르지 않고 서비스를 행하는 경우이다.
로테이션 반칙의 결과:
　　① 팀은 반칙에 대한 벌칙으로 랠리를 잃고,
　　② 경기자들은 정규의 위치로 돌아가야 한다.

(2) 또한, 기록원은 반칙을 범한 정확한 시점을 결정해야 한다. 반칙을 범한 사이에 얻은 그 팀의 모든 점수는 무효가 되며 상대편의 점수는 유효가 된다.만약 경기자가 위치 위반을 했거나 서비스 순서가 틀린 시점을 알 수가 없다면, 득점의 무효는 없고 오직 벌칙으로 랠리만 잃게 된다.

8. 경기자 교대
경기자 교대는 기록원에 의해 기록된 후 코트 내의 경기자가 코트를 떠나고 다른 경기자가 그 위치에 들어가는(리베로는 제외) 행위를 말한다. 경기자 교대는 심판원의 허가를 얻어야 한다(경기자 교대, 규칙 16.5).

1) 경기자 교대 제한
(1) 한 팀은 한 세트에 최대한 6회의 경기자 교대를 할 수 있다. 1인 또는 그 이상의 경기자를 동시에 교대 할 수 있다.

(2) 스타팅 라인-업의 경기자는 한 세트 1회에 한하여 코트를 떠나고 그 세트에 복귀할

수 있으며 라인-업 원래의 위치로만 복귀할 수 있다.

(3) 교대 경기자는 스타팅 라인-업 경기자의 위치에 세트당 한번 경기에 들어 갈 수 있으며, 교대된 경기자에 의해서만 다시 교대할 수 있다.

2) 예외적인 경기자 교대
경기자가 (리베로 제외)부상을 당하여 경기를 계속할 수 없게 되면 정규적인 교대를 해야 한다. 만약 이것이 가능치 않으면 그 팀은 규칙 8.1의 제한을 넘어 예외적인 경기자 교대를 할 수 있다. 예외적인 경기자 교대란 부상당한 그 시간에 코트내에 있지 않은 어떤 경기자(리베로 또는 리베로와 교대한 경기자 제외)라도 부상당한 선수와 교대 할 수 있다. 부상해 교대한 경기자는 그 경기에 다시 들어갈 수 없다. 예외적인 경기자 교대는 어떤 경우라도 정규 교대 횟수에 포함시키지 않는다.

3) 퇴장 또는 자격 박탈에 의한 경기자 교대
자격이 박탈되거나 퇴장 당하는 경기자는 정규의 경기자 교대를 해야 한다. 만약 정규의 교대가 불가능하면 그 팀은 불완전 팀으로 선고된다.

4) 불법적인 경기자 교대
(1) 규칙8.1에 정한 제한을 넘는 경기자 교대는 불법이다(규칙8.2는 제외).

(2) 팀이 불법적인 경기자 교대를 하여 경기가 재개 되었을 때 다음과 같은 절차가 따른다.
   ① 이러한 반칙은 랠리를 잃게 되는 제재를 받고
   ② 그 경기자 교대는 수정되어야 한다.
   ③ 반칙을 범한 팀은 반칙을 범한 후의 점수는 취소되고 상대 팀의 점수는 유효가 된다.

9. 볼을 플레이 하는 것
각 팀은 자신의 경기 에어리어와 공간에서 플레이하여야 한다(규칙 11.1.2 예외). 그러나 볼은 프리존을 넘어 걷어 올릴 수 있다.

1) 팀의 타구
각 팀은 상대편 코트로 볼을 되돌려 보내기 위하여 최대한 3회 볼에 접촉할 수 있다.(단, 블로킹의 경우는 예외로 함. 규칙 15.4.1) 만약 4회 이상의 타구가 행해졌다면, 그 팀은 "포 히트"의 반칙이 된다. 팀 타구 회수는 경기자가 의도적으로 타구한 볼 뿐만 아니라 우연히 접촉된 것도 1회로 포함된다.

(1) 연속적 접촉
한 경기자가 연속적으로 2회 이상의 볼을 타구할 수 없다(예외규칙 10.2.3, 15.2와 15.4.2).

(2) 동시의 접촉
2인이나 3인의 경기자가 볼을 동시에 접촉할 수 있다.
① 동일 팀의 2(3)인의 경기자가 동시에 볼을 접촉 했을 때에는 2(3)회 접촉한 것으로 간주한다(단, 블로킹은 예외). 만일 동일 팀의 2(3)인의 경기자가 볼에 밀접하게 접근했다가 1인이 볼을 접촉 했다면 그것은 1회의 접촉으로 간주한다. 경기자간의 충돌은 반칙으로 간주하지 않는다.
② 네트 위에서 상대 팀과 동시에 접촉한 후에는 어느 편에 볼이 떨어지든지 볼이 들어간 리시빙 팀은 다시 볼을 3회 플레이 할 수 있다. 그러나, 그 볼이 아웃이 되었다면 볼이 떨어진 반대측팀의 반칙으로 간주한다.
③ 만약 상대 팀에 의한 동시 접촉이 캐치를 유발했다면, 그것은 더블 폴트가 되고 랠리는 다시 시작된다.

(3) 의지한 플레이
경기장 내에서 경기자는 볼을 플레이하기 위해 자기 팀 경기자나 코트 바깥 물체의 도움을 받을 수없다. 그러나, 자기편 경기자가 반칙을 범하려 할 때(네트 터치를 하려거나 상대편 코트에 들어가려고 할 때 등) 그 경기자를 붙잡거나 잡아당길 수 있다.

2) 타구의 특성
(1) 볼은 신체의 어떠한 부분에 접촉 해도 된다.
(2) 볼은 쳐야 하며, 잡거나 던져서는 안된다. 볼은 어느 방향으로든 튕겨 보내도 좋다.
(3) 볼은 신체에 접촉이 동시라면 몇 군데에 닿을 수 있다.
예외:
　① 블로킹시 접촉이 한 행동으로 일어나면 1인 또는 그 이상의 연속적 접촉은 인정된다.
　② 팀의 첫번째 접촉은 볼이 신체의 두군데 이상에 연속적으로 접촉해도 좋다. 그러나 그 접촉은 한 동작중 이어야 한다.

3) 플레잉 반칙
(1) 한 팀이 계속해서 4회 볼을 플레이 하면 네 번 접촉(Four Hits)의 반칙이 된다.

(2) 경기장 내에서 경기자가 볼을 플레이 하기 위해 자기 팀 경기자나 코트 바깥 물체의 도움을 받았다면 의지한 플레이(Assisted Hit)의 반칙이 된다.

(3) 볼을 치지 않고 볼을 잡는다던가 던진다면 캐치(CATCH)의 반칙이 된다.

(4) 한 경기자가 연속 볼을 두번 접촉하거나 신체 여러 부분을 연속적으로 접촉했으면 더블히트(Double Hit)의 반칙이 된다.

10. 경기 지연

1) 지연의 종류
경기의 재개를 방해하는 팀의 부당한 행동은 지연이며 다음과 같은 제재가 부과된다.

(1) 경기자가 교대를 지연 하였을 때

(2) 경기 속행의 지시를 받은 뒤에도 계속 경기 중단을 지연시켰을 때

(3) 불법적인 경기자 교대를 요구할 때

(4) 부당한 경기 중단의 요구를 반복할 때

(5) 팀 구성원이 경기를 지연 시킬 때

2) 지연의 제재
(1) 지연 경고 혹은 지연 벌칙은 팀에게 주어지는 제재이다.

   ① 지연으로 인한 제재는 전 경기에 지속적으로 유효하다.

   ② (경고를 포함한)모든 지연으로 인한 제재는 경기 기록 용지에 기록된다.

(2) 팀 멤버에 의한 첫번째 경기지연은 "지연 경고"의 제재를 받는다.

(3) 동일 경기에서 동일 팀은 어떤 종류의 지연이건 또는 어떤 경기자에 의하건 간에 계속적인 지연은 "지연벌칙"이 되어 랠리를 잃게 된다.

(4) 세트 전 혹은 세트 간에 부여된 지연 제재는 다음 세트에 적용된다.

11. 예외적인 경기 중단

1) 부상
(1) 인 플레이 중에 중대한 사고가 발생 했을 경우 심판은 즉시 경기를 중단시키고 코트에 의료진을 보내도록 해야 한다. 그런 다음 랠리는 재개한다.

   ① 부상을 당한 경기자가 정규적이나 예외적인 경기자 교대를 하지 못할 경우 그 경기자에게 3분간의 회복을 위한 타임 아웃이 주어진다. 그러나 경기 중 동일 경기자에게 1

회 이상 주어지지는 않는다.그 후에도 회복되지 않으면 그 팀은 불완전한 팀으로 선언
된다.

2) 외부의 방해
경기 진행중 외부의 방해가 있으면 플레이는 정지 되어져야 한다. 그리고 랠리를 재개하여
야 한다.

3) 중단의 연장
(1) 어떠한 예기치 못한 사정에 의하여 경기를 중단할 경우 주심과 조직위원회, 관리위원회
는 정상적인 상태를 되찾을 수 있는 방법을 결정해야 한다.

(2) 1회 혹은 여러 번의 중단이 합산하여 4시간을 초과하지 않으면:
　① 경기가 동일 코트에 재개 된다면 중단된 세트는 같은 점수, 같은 경기자 위치에서 정상
　　적으로 속행된다. 이미 완료된 세트의 점수는 유효된다.
　② 만일 경기가 다른 코트에서 재개 될 경우에는 중단된 세트는 무효가 되며 그 세트 개시
　　때의 동일한 스타팅 라인업으로 플레이를 재개 한다. 이미 완료된 세트의 점수는 유효
　　하다.

(3) 1회 혹은 여러번의 중단이 합산하여 4시간을 초과할 경우에는 그 경기는 처음부터 다시
　　한다.

배구경기 용어

네트 오버 (Net over =Over net)
경기자의 몸 일부가 네트를 넘어서 상대방 진영에서 볼에 닿았을 경우를 말한다.

네트 인 (Net in)
볼이 네트에 터치된 이후에 상대 진영으로 넘어 갔을 경우를 이르는 말로, 서브 이외의 네트인은 세이프 볼이다.

네트 터치 (Net touch =Touch net)
경기 진행중에 신체의 일부분이 네트에 접촉하는 것을 말한다. 상대에 득권이나 득점을 준다.

네트 플레이 (Net play)
9인제의 경우 고의로 네트를 맞춰 상대를 고의 적으로 괴롭히는 플레이를 말하며, 6인제의 경우는 이것이 금지되어 있고, 6인제에서는 수비 중 네트에 맞은 볼을 살리는 플레이를 네트 플레이라 일컫는다.

다이렉트 터치 (Direct touch)
상대의 중후위(中後衛)에서 넘어온 볼을 전위가 터치하는 동작을 말한다

다이렉트 킬 (Direct kill =Direct spike)
상대방 쪽에서 넘어오는 볼이 전위에게 올 때 전위선수가 점프하여 직접 때려 넣는 것을 말하며 다이렉트 스파이크와 같은 의미이다.

다이렉트 푸시 (Direct push)
상대에서 넘어온 볼을 직접 터치함

더블 파울 (Double foul)
양팀 선수가 동시에 반칙을 했을 때를 말하며, 노 카운트(No count) 처리되며 다시 서브가 된다.

더블 폴트 (Double fault)
9인조에서 주어진 두번의 서브 기회를 모두 실패했을 경우를 말한다. 테니스와 마찬가지.

데드 볼 (Dead ball)

포인트(Point), 사이드 아웃(Side out), 그 밖의 임원(任員)의 판정에 의해 일시적으로 경기가 정지된 후 다음 서브에 의해 다시 인플레이 상태가 되기까지의 간격을 말한다.

듀스 (Deuce)

양팀이 동일하게 14점을 얻었을 경우를 말하며, 다시 동점 상태로부터 2점을 연속 득점하는 팀이 승리한다.

드리블 (Dribble)

한 선수가 2회 연속으로 볼을 터치하는 반칙을 말하며 정식명은 더블 컨택트(Double contact)이다.

디그 (Dig)

상대방의 스파이크나 킬을 받아내는 리시브를 말한다.

딜레잉 더 게임 (Delaying the game)

선수가 고의적으로 게임을 지연시키는 것을 말한다. 이 경우 그 이유(理由)에 따라서는 테크니컬 파울(Technical foul)이 선언된다.

딜레이 인 서비스 (Delaying in service)

서브를 5초 이내에 하지 못했을 경우를 말하며, 서브라 함은 서브 토스를 말하는 것이 아니고 볼을 토스한 뒤 마지막 터치하는 순간을 말한다.

라인즈 맨 (Lines man)

선심, 2명이나 4명이 맡게 되며 주로 서브 순서, 풋파울(Foot foul,라인을 밟는 행위), 인, 아웃을 판정한다. 주 · 부심의 의뢰가 있기 전에는 발언할 수 없다.

라인 크로스 (Line cross)

서브나 백어택시 라인을 밟거나 넘는 행위를 말하며 상대방의 득권이나 득점이 된다.

레트 (Let)

9인제만의 규정으로 서브가 네트인, 서포트인, 에지볼 되거나 주심의 신호전에 서브했을 경우이며, 노카운트 이다.

로테이션 (Rotation)
6인제 규정으로 서브권을 획득한 팀이 시계 방향으로 한자리씩 선수 자리 이동을 하는 것을 말한다.

리바운드 (Rebound)
토스가 좋지 않을 때 상대방의 블라킹에 살짝 맞추고 다시 볼을 받아 챈스볼(Chance ball) 을 만드는 플레이

리시브 (Recieve)
상대의 볼을 받는 것을 말하며, 상대 볼의 형태에 따라 서브 리시브, 어택 리시브 등으로 나누기도 한다.

블럭 아웃 (Block out)
공격한 볼이 블라킹에 맞고 코트밖에 떨어짐

블럭 포인트 (Block point)
블라킹에 의한 취득 득점

블럭 커버=어택 커버 (Block cover,=Attack cover)
상대의 블라킹에 걸려 자기편 코트로 떨어지는 볼을 받아내는 플레이

블럭 폴로 (Block follow)
블럭 커버와 반대로 블라킹 하는 측이 볼이 블라킹에 맞고 블라킹측의 빈 곳에 떨어질 것을 대비하여 전위 지역을 커버 하는 것을 말한다.

사이드 아웃 (Side out)
서브권이 상대에게 넘어가는 것을 말한다.

사이드 패스 (Side pass)
허리 높이의 볼을 앞에 두지 않고 옆에서 두 손을 직각으로 하여 언더핸드 토스하는 기술을 말한다.

사이드 코치 (Side coach)
경기장 바깥에서 경기자에게 작전 지시하는 행위를 말하며, 타임 아웃(Time out)일 때만 허용.

써드 스텝 어택 (Third step attack)
3단 전법, 배구의 기본전법으로 리시브(Recieve) or 패스(Pass) - 토스(toss) - 킬(Kill) or 스파이크(Spike)의 3단계의 동작을 말한다.

서비스 에이스 (Service ace)
서브로 직접 득점하는 경우를 말한다.

서빙 오더 (Serving order)
6명의 선수가 서브 넣는 순서를 말하며 매세트 경기 전 감독은 서빙 오더를 기록석에 제출해야 한다.

서포터 (Supporter)
국부나 관절을 보호하는 고무 보호 용구.

세터 (Setter)
토스하는 사람을 말하며, 토서(Tosser)라고도 한다. 특히 우수한 세터를 토스렌(Tosren)이라고도 한다.

스매싱 (Smashing)
킬(kill)과 같은 의미로 쓰인다.

스트레이트 킬 (Straight kill)
사이드 라인쪽으로의 평행 공격.

스파이커 (Spiker)
스파이크를 하는 사람

슬라이딩=플라잉=세이빙 (Sliding=flying=saving)
풋 스텝으로는 따라갈 수 없는 볼을 살리기 위해 몸을 날리는 기술.

시간차 공격 (時間差 攻擊)
블라킹을 따돌릴 목적으로 개인, 단체가 쓰는 일종의 입체적 높이와 시간상의 트릭 플레이

아웃 볼 (Out ball)
선수가 처리한 볼이 사이드 마크 안테나나 라인 바깥으로 떨어져 아웃되는 경우를 말한다.

아웃 오브 바운드 (Out of bound)
선수가 처리한 볼이 네트의 9미터 한계 밴드 바깥쪽에 맞거나 코트 외의 각종 시설물에 터치되는 경우. 사이드 밴드에 맞는 경우는 세이프이다.

아웃 오브 포지션 (Out of position)
서브 넣는 순간 서빙 오더의 선수 배열이 흐트러졌을 경우를 말한다. 즉, 서브 넣는 순간 전위 레프트가 전위 센터 보다 오른쪽에 있거나, 전위 선수보다 후위선수가 앞에 위치하는 경우이다. 판정의 기준은 발의 가장 바깥선으로 두발 중 가장 바깥쪽의 한쪽 발만 해당된다. 나머지 발은 관계 없다.

어택 에어리어 (Attack area)
센터라인과 에택라인 사이의 9 X 3 미터의 지역을 말한다. 프론트 존(Front zone) 이라고도 한다.

엄파이어 미스테이크 (Umpire mistake)
심판의 오해로 데드볼이 되었을경우 심판은 양 엄지를 들어 이를 표시하고 노 카운트.

오버 타임 (Over time)
한팀이 3번이상 공을 터치하는 경우를 말하며, 포 컨택트(Four contact) 라고도 한다.

원 엑스트라 스트로크 (One extra stroke)
경기 중 볼이 네트에 걸려 움직이지 않을 경우, 공격팀이 한번 더 터치할 수 있다는 규정, 오버 타임이 적용되지 않는 예외 규정이다.

원 핸드 토스 (One hand toss)
한손으로 토스하는것을 말한다. 다른 용어로 싱글 핸드 토스(Single hand toss)라고도 한다.

인터피어 (Interfere)
네트 밑으로 몸의 일부가 넘어가 상대의 플레이를 방해하는 행위.

인플레이 (In play)

서브를 넣은 순간부터 심판의 호각에 의해 경기가 일시 정지될 때까지의 실제 경기 상황을 말한다.

원-파이브 시스템 (One-five system)

6인제의 서브 리시브 대형 중 하나로, 전위 세터 1명을 제외한 2명의 포워드와 3명의 백이 모두 백 존(Back zone)에 위치하는 시스템을 말한다.

터치 아웃 (Touch out)

탑 아웃(Top out) 라고도 하며, 공격한 볼이 수비측의 몸에 맞고 아웃 볼 되는 것을 말한다.

테크니컬 파울 (Technical foul)

고의로 게임을 지연하거나, 또는 비신사적인 플레이를 하였을 경우의 파울을 말한다.

트릭 점프 (Trick jump)

직접 공격하지 않는 선수가 상대 블라커를 흐트러뜨릴 목적으로 공격하는 척 점프하는 동작을 말한다.

패싱 더 센터라인 (Passing the center line)

인 플레이 가운데 선수가 센터라인을 넘어 상대 코트를 밟았을 때를 말한다. 코트를 밟지 않고 공간만 침범하였을 경우는 상대를 방해했는지 여부에 따라 반칙과 세이프가 판정된다.

페인트 (Feint)

상대방의 빈곳에 찔러 넣는 공격을 말한다.

푸싱 (Pushing)

한손 혹은 두손으로 볼을 잡아 밀어 넣듯이 빈 곳을 공략하는 기술을 말하며, 홀딩을 범하기 쉽다.

풋 볼 (foot ball)

정식명은 일리걸 컨택트(illegal contact)이며 볼이 무릎 이하에 맞는 반칙이나, 94년 폐지되었다.

풋 웍(Foot Work)

선수의 이동시 발의 스텝 기술을 말한다. 양 발을 교차하는 사이드 스텝이 그 대표적인 방법이다.

풋 파울 (Foot foul=Foot fault)

서브시에 볼을 토스해 올리기 전에 발이 엔드라인을 넘는 경우를 말한다. 서브시 토스는 서브 에리어 바깥에서 이루어져도 상관없다. 실제 서브하는 터치 때의 위치가 서브 에리어 아니면 반칙이 아니다.

토스 (Toss)

패스와 비슷한 의미지만, 패스는 볼을 연결하는 목적에 머무르는 반면, 토스는 스파이크 하기좋게 연결함을 말한다. 다른 말로 셋 업(Set up) 이라고도 한다.

포지셔널 폴트 (Positional fault)

서브나 그 이외의 모든 상황에서 서빙 오더의 선수 배열이 뒤 바뀌었을 때를 말한다. 서브 순서가 바뀌는 등이 그 예이다.

홀딩 (Holding)

볼이 경기자의 손이나 팔에 일시적으로 정지하는 상태를 말하며 반칙으로 처리되어 상대에게 득권이나 득점을 준다. 94년 룰개정에 의해 서브 리시브의 홀딩을 크게 완화되었다